Livre de bord de la migraine

Lorsque vous pouvez identifier l'endroit où vous avez mal, cela peut vous aider à comprendre pourquoi vous avez mal. Ce livre peut vous aider à suivre l'évolution de vos symptômes et vous aider à trouver un soulagement efficace ou à décider si vous devez consulter un médecin.

Livre de bord de la migraine

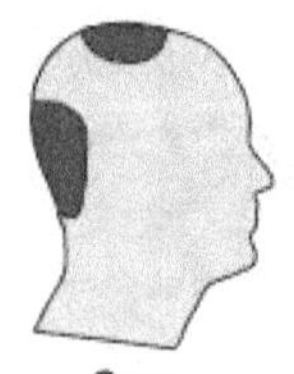 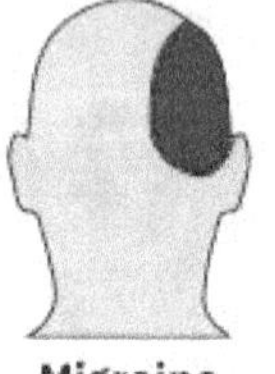 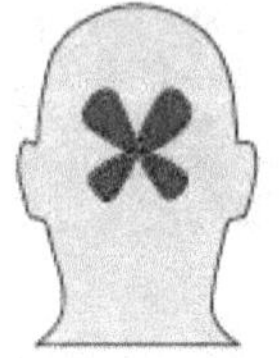 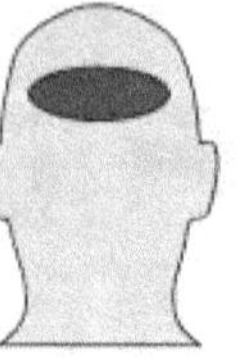 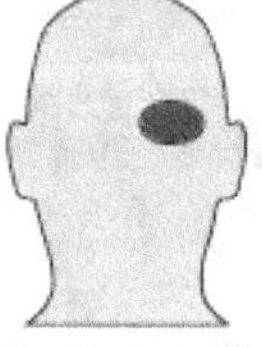 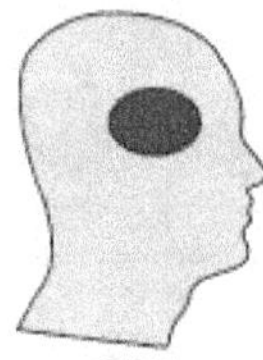

| Cou | Migraine | Sinus | Tension | Groupement | ATM |

DATE: _________________   **TEMPS [ ]:** _________________

Sévérité de la douleur

1	2	3	4	5	6	7	8	9	10

Déclencheurs

☐ La faim   ☐ Insomnie

☐ Lumières vives   ☐ Maladie

☐ Café   ☐ Fatigue

☐ Stress au travail   ☐ Odeurs/ Parfums

☐ Strss à la maison   ☐ Motion

☐ Repas sautés   ☐ Fatigue des yeux

☐ Anxiété   ☐ _________________

Mesures d'allègement

Médicament	
L'eau	
Sommeil	
Exercer	
Autres	
Autres	

Notes: _________________

Livre de bord de la migraine

Livre de bord de la migraine

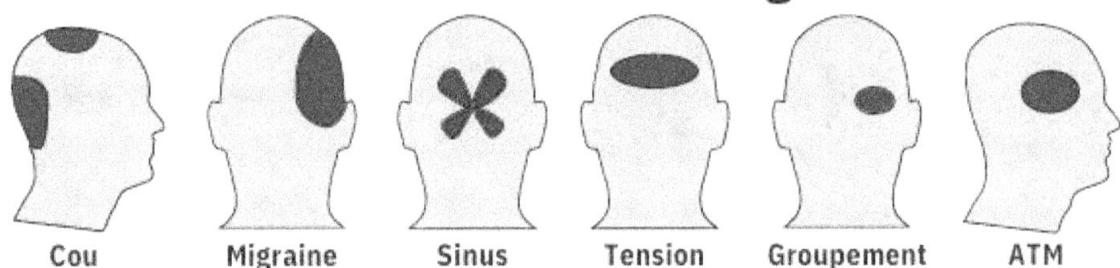

DATE: _______________   TEMPS [ ]: _______________

Sévérité de la douleur

1	2	3	4	5	6	7	8	9	10

Déclencheurs

- ☐ La faim
- ☐ Lumières vives
- ☐ Café
- ☐ Stress au travail
- ☐ Strss à la maison
- ☐ Repas sautés
- ☐ Anxiété

- ☐ Insomnie
- ☐ Maladie
- ☐ Fatigue
- ☐ Odeurs/ Parfums
- ☐ Motion
- ☐ Fatigue des yeux
- ☐ _______________

Mesures d'allègement

Médicament	
L'eau	
Sommeil	
Exercer	
Autres	
Autres	

Notes:

Livre de bord de la migraine

Livre de bord de la migraine

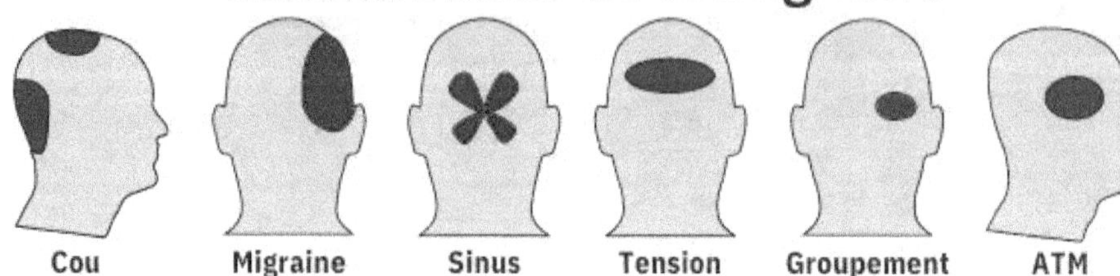

DATE: _______________   TEMPS [ ]: _______________

☐   ☐   ☐   ☐   ☐   ☐   🌡 _______________

Sévérité de la douleur

| 1 | 2 | 3 | 4 | 5 | 6 | 7 | 8 | 9 | 10 |

Déclencheurs

☐ La faim   ☐ Insomnie

☐ Lumières vives   ☐ Maladie

☐ Café   ☐ Fatigue

☐ Stress au travail ☐ Odeurs/ Parfums

☐ Strss à la maison ☐ Motion

☐ Repas sautés   ☐ Fatigue des yeux

☐ Anxiété   ☐ _______________

Mesures d'allègement

Médicament	
L'eau	
Sommeil	
Exercer	
Autres	
Autres	

Notes: _______________

Livre de bord de la migraine

Livre de bord de la migraine

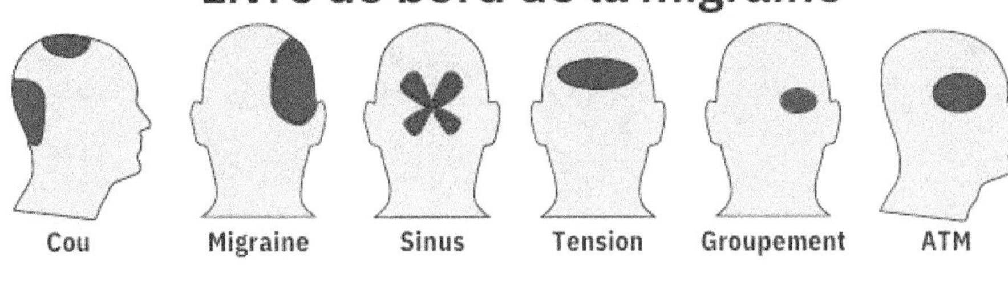

DATE: _______________   TEMPS [ ]: _______________

Sévérité de la douleur

1	2	3	4	5	6	7	8	9	10

Déclencheurs

- ☐ La faim
- ☐ Lumières vives
- ☐ Café
- ☐ Stress au travail
- ☐ Strss à la maison
- ☐ Repas sautés
- ☐ Anxiété

- ☐ Insomnie
- ☐ Maladie
- ☐ Fatigue
- ☐ Odeurs/ Parfums
- ☐ Motion
- ☐ Fatigue des yeux
- ☐ _______________

Mesures d'allègement

Médicament	
L'eau	
Sommeil	
Exercer	
Autres	
Autres	

Notes: _______________

Livre de bord de la migraine

Livre de bord de la migraine

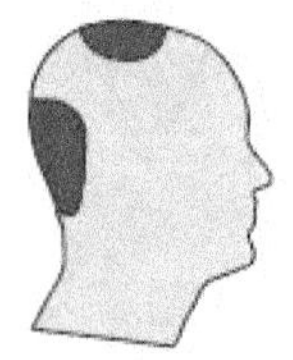 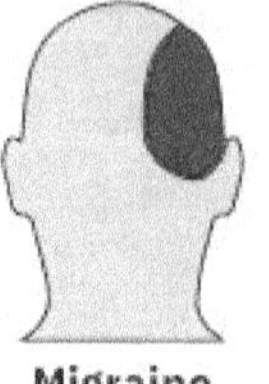 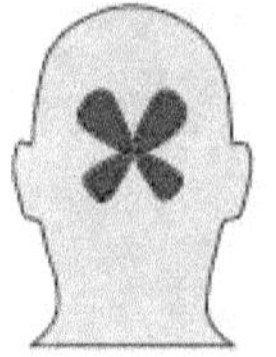 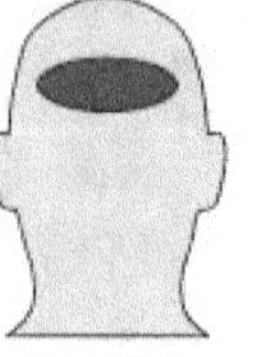 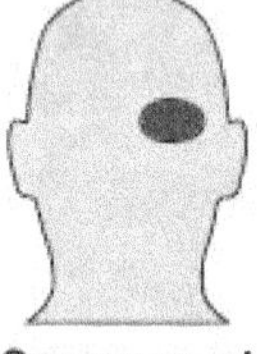 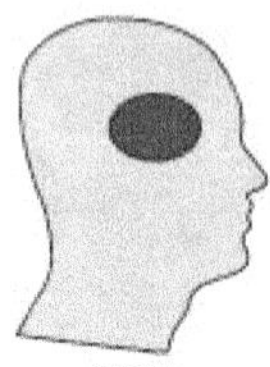

| Cou | Migraine | Sinus | Tension | Groupement | ATM |

DATE: _______________   **TEMPS [ ]:** _______________

☐ ☐ ☐ ☐ ☐ ☐   🌡 _______________

Sévérité de la douleur

| 1 | 2 | 3 | 4 | 5 | 6 | 7 | 8 | 9 | 10 |

Déclencheurs

☐ La faim	☐ Insomnie
☐ Lumières vives	☐ Maladie
☐ Café	☐ Fatigue
☐ Stress au travail	☐ Odeurs/ Parfums
☐ Strss à la maison	☐ Motion
☐ Repas sautés	☐ Fatigue des yeux
☐ Anxiété	☐ _______________

Mesures d'allègement

Médicament	
L'eau	
Sommeil	
Exercer	
Autres	
Autres	

Notes: _______________

Livre de bord de la migraine

Livre de bord de la migraine

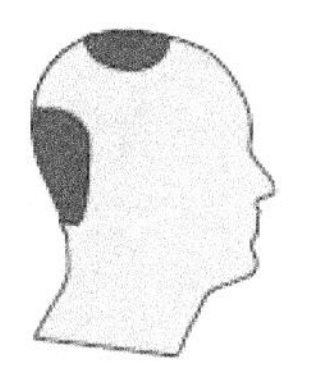 Cou 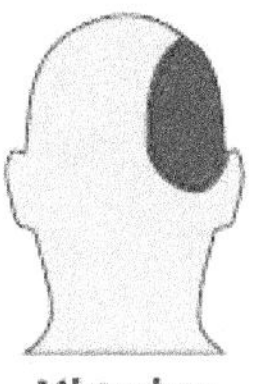 Migraine 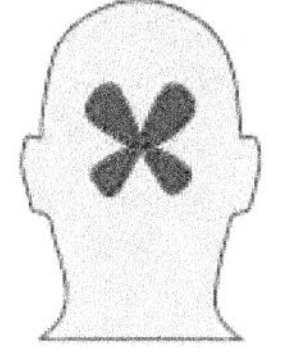 Sinus 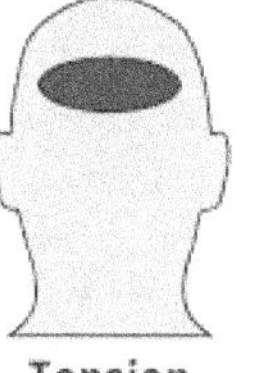 Tension 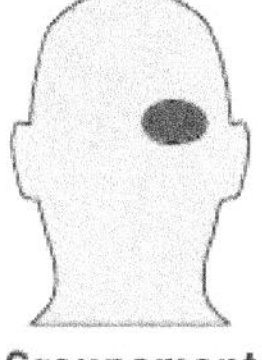 Groupement 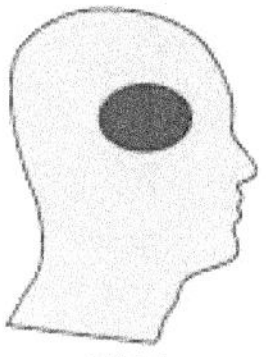 ATM

DATE: ________________   TEMPS [ ]: ________________

Sévérité de la douleur

| 1 | 2 | 3 | 4 | 5 | 6 | 7 | 8 | 9 | 10 |

Déclencheurs

- ☐ La faim
- ☐ Lumières vives
- ☐ Café
- ☐ Stress au travail
- ☐ Strss à la maison
- ☐ Repas sautés
- ☐ Anxiété

- ☐ Insomnie
- ☐ Maladie
- ☐ Fatigue
- ☐ Odeurs/ Parfums
- ☐ Motion
- ☐ Fatigue des yeux
- ☐ ________________

Mesures d'allègement

Médicament	
L'eau	
Sommeil	
Exercer	
Autres	
Autres	

Notes:

Livre de bord de la migraine

Livre de bord de la migraine

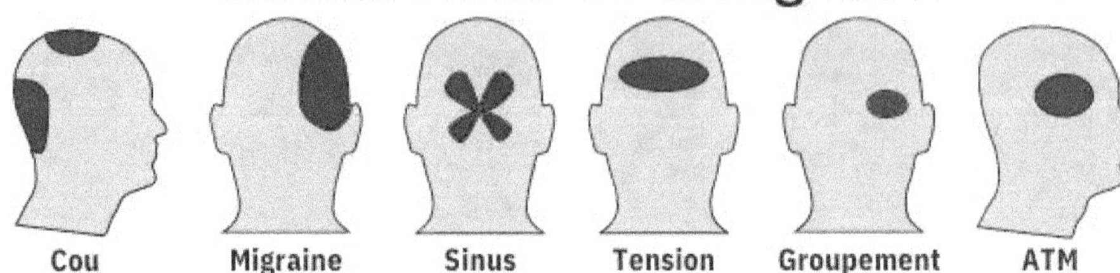

DATE: _______________________   TEMPS [ ]: _______________________

Sévérité de la douleur

1	2	3	4	5	6	7	8	9	10

Déclencheurs

- ☐ La faim
- ☐ Lumières vives
- ☐ Café
- ☐ Stress au travail
- ☐ Strss à la maison
- ☐ Repas sautés
- ☐ Anxiété

- ☐ Insomnie
- ☐ Maladie
- ☐ Fatigue
- ☐ Odeurs/ Parfums
- ☐ Motion
- ☐ Fatigue des yeux
- ☐ _______________

Mesures d'allègement

Médicament	
L'eau	
Sommeil	
Exercer	
Autres	
Autres	

Notes: _______________

Livre de bord de la migraine

Livre de bord de la migraine

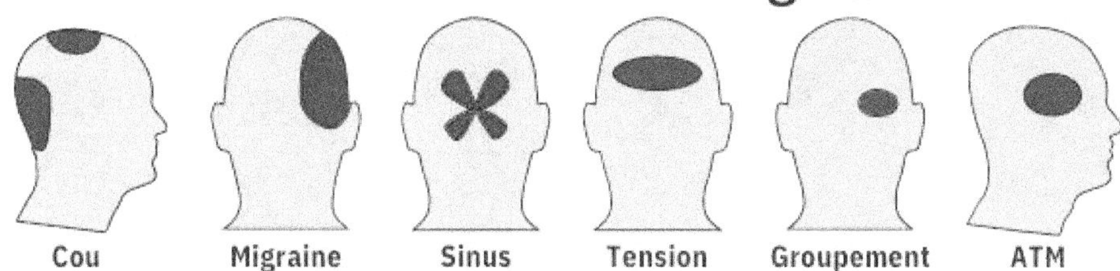

| Cou | Migraine | Sinus | Tension | Groupement | ATM |

DATE: ___________ **TEMPS [ ]:** ___________

☐ ☐ ☐ ☐ ☐ ☐

Sévérité de la douleur

1	2	3	4	5	6	7	8	9	10

Déclencheurs

☐ La faim	☐ Insomnie
☐ Lumières vives	☐ Maladie
☐ Café	☐ Fatigue
☐ Stress au travail	☐ Odeurs/ Parfums
☐ Strss à la maison	☐ Motion
☐ Repas sautés	☐ Fatigue des yeux
☐ Anxiété	☐ ___________

Mesures d'allègement

Médicament	
L'eau	
Sommeil	
Exercer	
Autres	
Autres	

Notes:

Livre de bord de la migraine

Livre de bord de la migraine

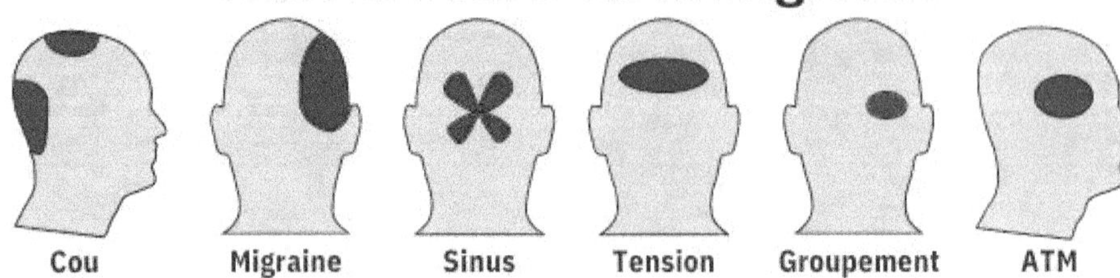

DATE: _____________   TEMPS [ ]: _______________

Sévérité de la douleur

1	2	3	4	5	6	7	8	9	10

Déclencheurs

☐ La faim   ☐ Insomnie

☐ Lumières vives   ☐ Maladie

☐ Café   ☐ Fatigue

☐ Stress au travail   ☐ Odeurs/ Parfums

☐ Strss à la maison   ☐ Motion

☐ Repas sautés   ☐ Fatigue des yeux

☐ Anxiété   ☐ _____________

Mesures d'allègement

Médicament	
L'eau	
Sommeil	
Exercer	
Autres	
Autres	

Notes: _____________________

Livre de bord de la migraine

Livre de bord de la migraine

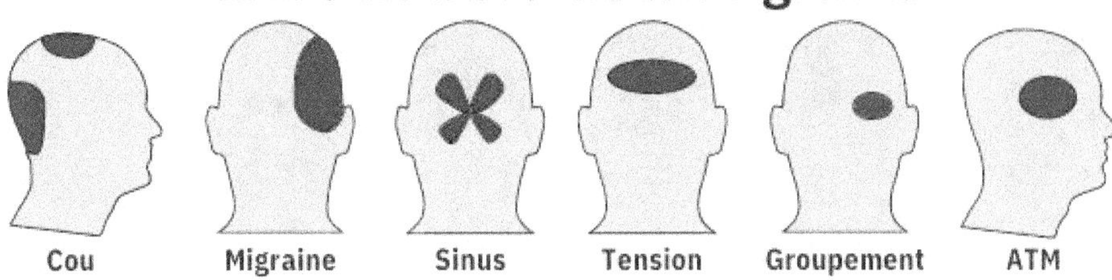

DATE: _______________   TEMPS [ ]: _________________

Sévérité de la douleur

1	2	3	4	5	6	7	8	9	10

Déclencheurs

- ☐ La faim
- ☐ Lumières vives
- ☐ Café
- ☐ Stress au travail
- ☐ Strss à la maison
- ☐ Repas sautés
- ☐ Anxiété
- ☐ Insomnie
- ☐ Maladie
- ☐ Fatigue
- ☐ Odeurs/ Parfums
- ☐ Motion
- ☐ Fatigue des yeux
- ☐ _______________

Mesures d'allègement

Médicament	
L'eau	
Sommeil	
Exercer	
Autres	
Autres	

Notes:

Livre de bord de la migraine

Livre de bord de la migraine

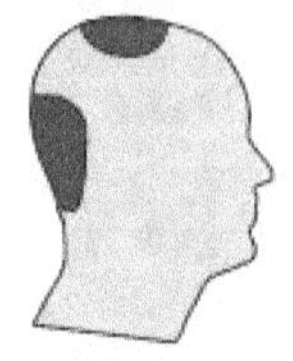 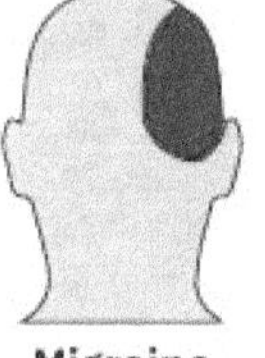 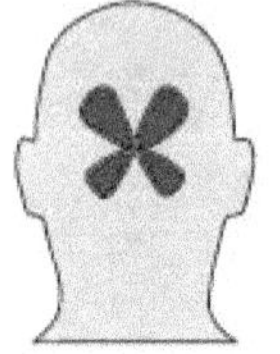 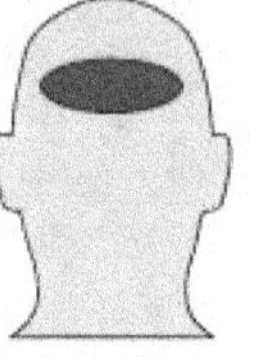 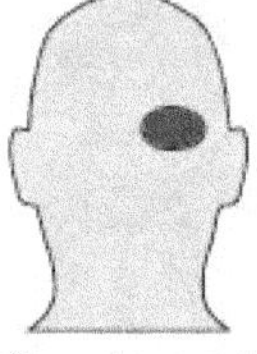 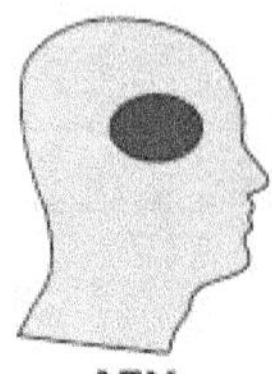

| Cou | Migraine | Sinus | Tension | Groupement | ATM |

DATE: _______________   **TEMPS [ ]:** _______________

☐   ☐   ☐   ☐   ☐   ☐   _______

Sévérité de la douleur

1	2	3	4	5	6	7	8	9	10

Déclencheurs

☐ La faim   ☐ Insomnie

☐ Lumières vives   ☐ Maladie

☐ Café   ☐ Fatigue

☐ Stress au travail   ☐ Odeurs/ Parfums

☐ Strss à la maison   ☐ Motion

☐ Repas sautés   ☐ Fatigue des yeux

☐ Anxiété   ☐ _______________

Mesures d'allègement

Médicament	
L'eau	
Sommeil	
Exercer	
Autres	
Autres	

Notes: _______________

Livre de bord de la migraine

Livre de bord de la migraine

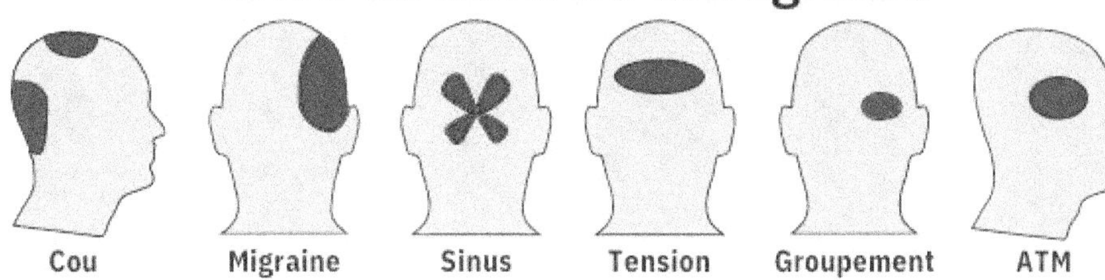

DATE: _______________ TEMPS [ ]: _______________

Sévérité de la douleur

| 1 | 2 | 3 | 4 | 5 | 6 | 7 | 8 | 9 | 10 |

Déclencheurs

☐ La faim   ☐ Insomnie

☐ Lumières vives   ☐ Maladie

☐ Café   ☐ Fatigue

☐ Stress au travail   ☐ Odeurs/ Parfums

☐ Strss à la maison   ☐ Motion

☐ Repas sautés   ☐ Fatigue des yeux

☐ Anxiété   ☐ _______________

Mesures d'allègement

Médicament	
L'eau	
Sommeil	
Exercer	
Autres	
Autres	

Notes: _______________

Livre de bord de la migraine

Livre de bord de la migraine

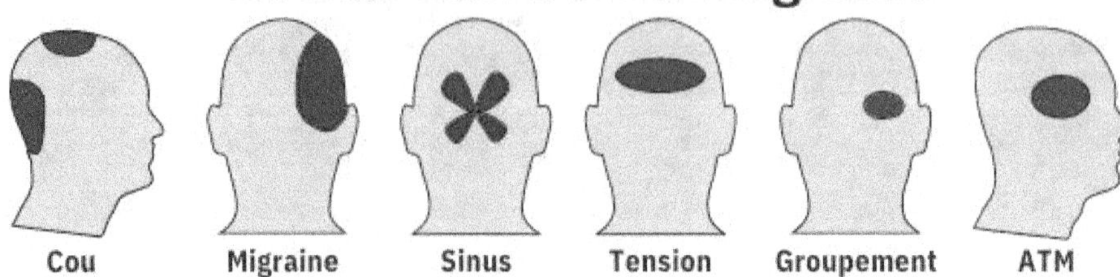

DATE: _______________   TEMPS [ ]: _______________

Sévérité de la douleur

1	2	3	4	5	6	7	8	9	10

Déclencheurs

☐ La faim   ☐ Insomnie

☐ Lumières vives   ☐ Maladie

☐ Café   ☐ Fatigue

☐ Stress au travail   ☐ Odeurs/ Parfums

☐ Strss à la maison   ☐ Motion

☐ Repas sautés   ☐ Fatigue des yeux

☐ Anxiété   ☐ _______________

Mesures d'allègement

Médicament	
L'eau	
Sommeil	
Exercer	
Autres	
Autres	

Notes: _______________

Livre de bord de la migraine

Livre de bord de la migraine

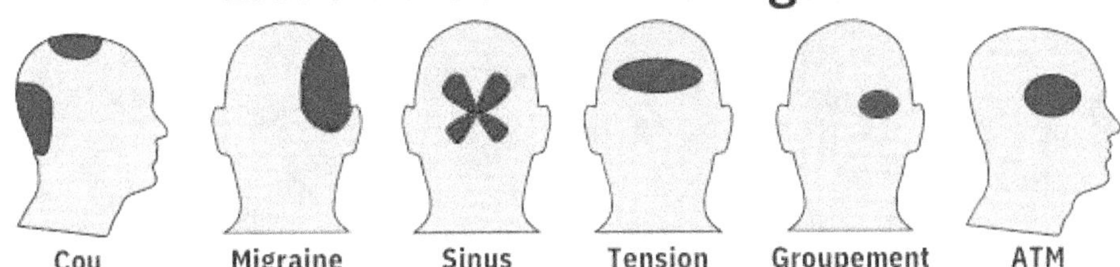

DATE: _____________   TEMPS [ ]: _____________

Sévérité de la douleur

1	2	3	4	5	6	7	8	9	10

Déclencheurs

☐ La faim   ☐ Insomnie

☐ Lumières vives   ☐ Maladie

☐ Café   ☐ Fatigue

☐ Stress au travail   ☐ Odeurs/ Parfums

☐ Strss à la maison   ☐ Motion

☐ Repas sautés   ☐ Fatigue des yeux

☐ Anxiété   ☐ _____________

Mesures d'allègement

Médicament	
L'eau	
Sommeil	
Exercer	
Autres	
Autres	

Notes:

Livre de bord de la migraine
Livre de bord de la migraine

Livre de bord de la migraine

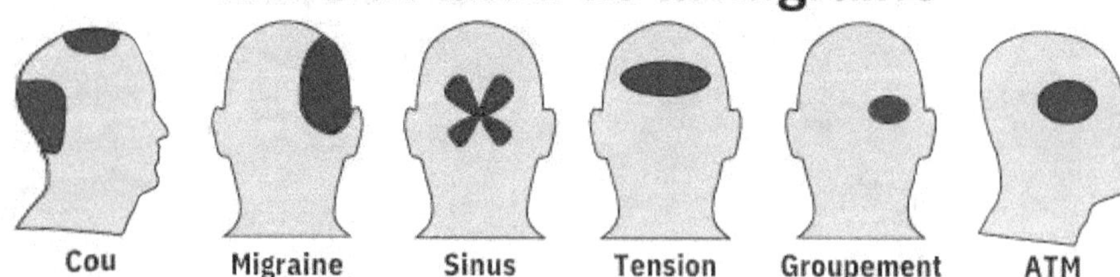

DATE: ________________   TEMPS [ ]: ________________

☐   ☐   ☐   ☐   ☐   ☐

Sévérité de la douleur

1	2	3	4	5	6	7	8	9	10

Déclencheurs

☐ La faim ☐ Insomnie

☐ Lumières vives ☐ Maladie

☐ Café ☐ Fatigue

☐ Stress au travail ☐ Odeurs/ Parfums

☐ Strss à la maison ☐ Motion

☐ Repas sautés ☐ Fatigue des yeux

☐ Anxiété ☐ ________________

Mesures d'allègement

Médicament	
L'eau	
Sommeil	
Exercer	
Autres	
Autres	

Notes: ________________

Livre de bord de la migraine

Livre de bord de la migraine

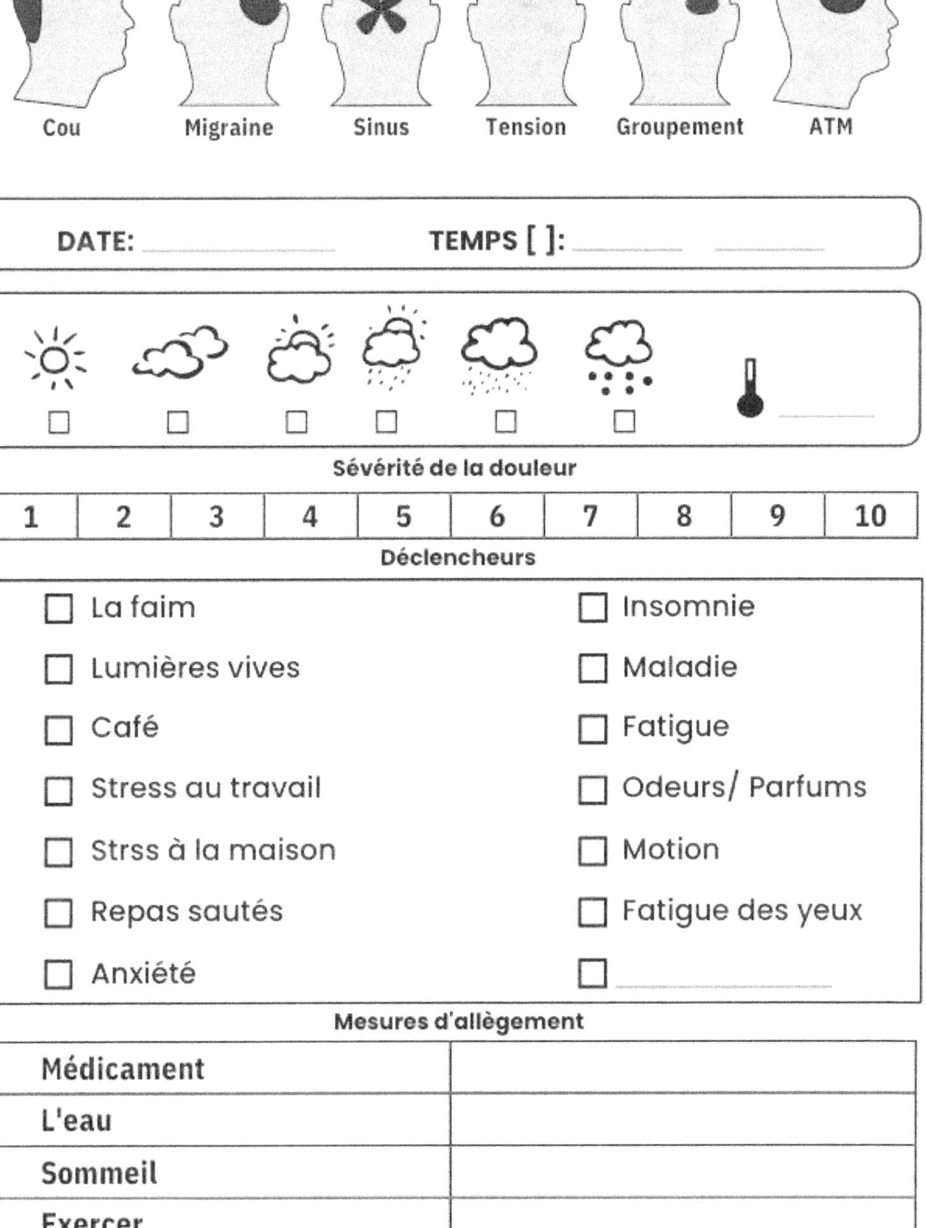

DATE: _____________   TEMPS [ ]: _____________

Sévérité de la douleur

1	2	3	4	5	6	7	8	9	10

Déclencheurs

- ☐ La faim
- ☐ Lumières vives
- ☐ Café
- ☐ Stress au travail
- ☐ Strss à la maison
- ☐ Repas sautés
- ☐ Anxiété
- ☐ Insomnie
- ☐ Maladie
- ☐ Fatigue
- ☐ Odeurs/ Parfums
- ☐ Motion
- ☐ Fatigue des yeux
- ☐ _____________

Mesures d'allègement

Médicament	
L'eau	
Sommeil	
Exercer	
Autres	
Autres	

Notes:

Livre de bord de la migraine

Livre de bord de la migraine

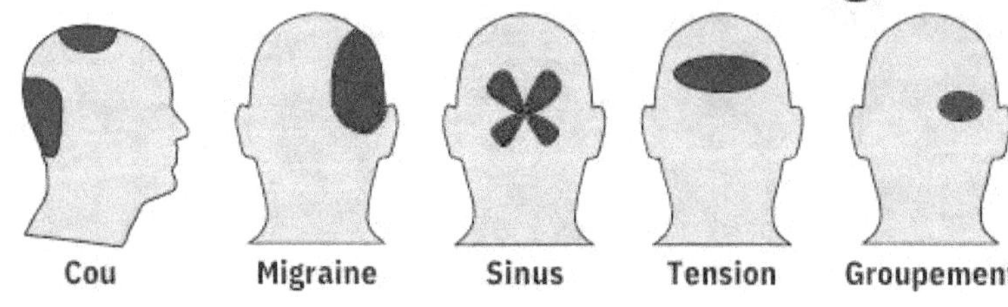

DATE: _____________________ **TEMPS [ ]:** _____________________

Sévérité de la douleur

1	2	3	4	5	6	7	8	9	10

Déclencheurs

☐ La faim	☐ Insomnie
☐ Lumières vives	☐ Maladie
☐ Café	☐ Fatigue
☐ Stress au travail	☐ Odeurs/ Parfums
☐ Strss à la maison	☐ Motion
☐ Repas sautés	☐ Fatigue des yeux
☐ Anxiété	☐ _____________

Mesures d'allègement

Médicament	
L'eau	
Sommeil	
Exercer	
Autres	
Autres	

Notes: _____________

Livre de bord de la migraine

Livre de bord de la migraine

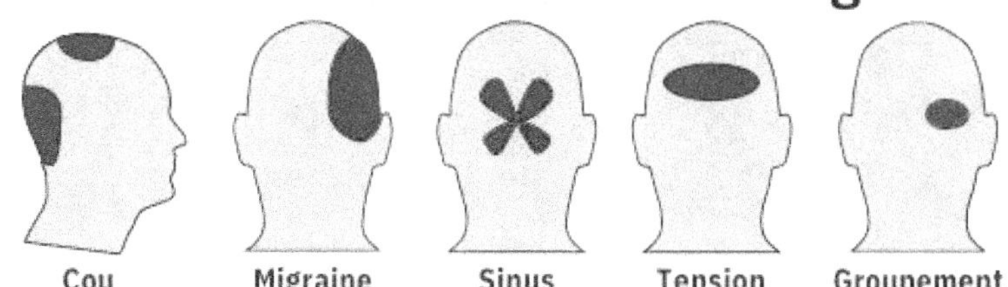

DATE: _______________   TEMPS [ ]: _______________

Sévérité de la douleur

1	2	3	4	5	6	7	8	9	10

Déclencheurs

☐ La faim	☐ Insomnie
☐ Lumières vives	☐ Maladie
☐ Café	☐ Fatigue
☐ Stress au travail	☐ Odeurs/ Parfums
☐ Strss à la maison	☐ Motion
☐ Repas sautés	☐ Fatigue des yeux
☐ Anxiété	☐ _______________

Mesures d'allègement

Médicament	
L'eau	
Sommeil	
Exercer	
Autres	
Autres	

Notes:

Livre de bord de la migraine

Livre de bord de la migraine

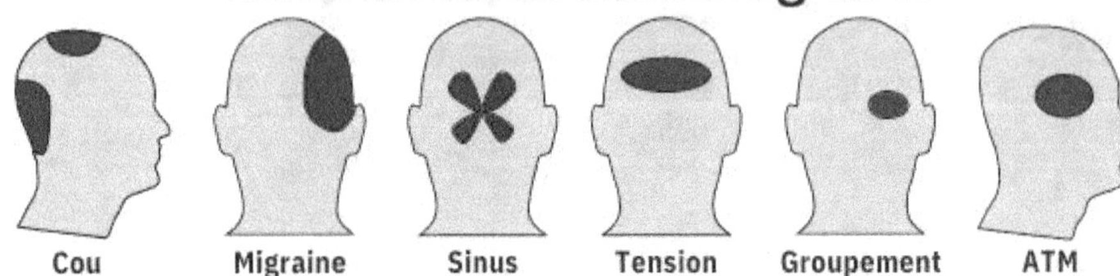

DATE: _______________   TEMPS [ ]: __________ _________

Sévérité de la douleur

1	2	3	4	5	6	7	8	9	10

Déclencheurs

☐ La faim		☐ Insomnie
☐ Lumières vives		☐ Maladie
☐ Café		☐ Fatigue
☐ Stress au travail		☐ Odeurs/ Parfums
☐ Strss à la maison		☐ Motion
☐ Repas sautés		☐ Fatigue des yeux
☐ Anxiété		☐ _____________

Mesures d'allègement

Médicament	
L'eau	
Sommeil	
Exercer	
Autres	
Autres	

Notes: _______________________________

Livre de bord de la migraine

Livre de bord de la migraine

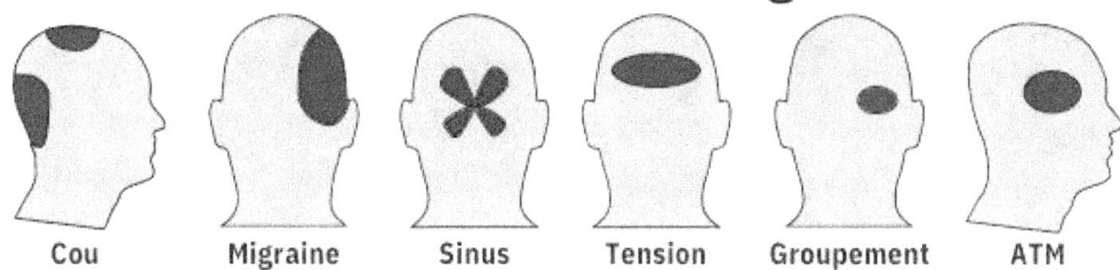

DATE: _______________   TEMPS [ ]: _______________

Sévérité de la douleur

1	2	3	4	5	6	7	8	9	10

Déclencheurs

☐ La faim		☐ Insomnie
☐ Lumières vives		☐ Maladie
☐ Café		☐ Fatigue
☐ Stress au travail		☐ Odeurs/ Parfums
☐ Strss à la maison		☐ Motion
☐ Repas sautés		☐ Fatigue des yeux
☐ Anxiété		☐ _________

Mesures d'allègement

Médicament	
L'eau	
Sommeil	
Exercer	
Autres	
Autres	

Notes:

Livre de bord de la migraine

Livre de bord de la migraine

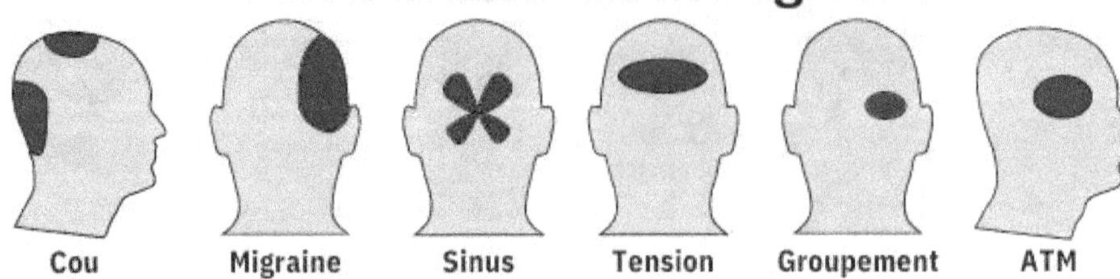

DATE: _______________   TEMPS [ ]: _______________   _______________

☀ ☐   ☁ ☐   ⛅ ☐   🌦 ☐   🌧 ☐   🌨 ☐   🌡 _______________

Sévérité de la douleur

1	2	3	4	5	6	7	8	9	10

Déclencheurs

☐ La faim	☐ Insomnie
☐ Lumières vives	☐ Maladie
☐ Café	☐ Fatigue
☐ Stress au travail	☐ Odeurs/ Parfums
☐ Strss à la maison	☐ Motion
☐ Repas sautés	☐ Fatigue des yeux
☐ Anxiété	☐ _______________

Mesures d'allègement

Médicament	
L'eau	
Sommeil	
Exercer	
Autres	
Autres	

Notes: _______________

Livre de bord de la migraine

Livre de bord de la migraine

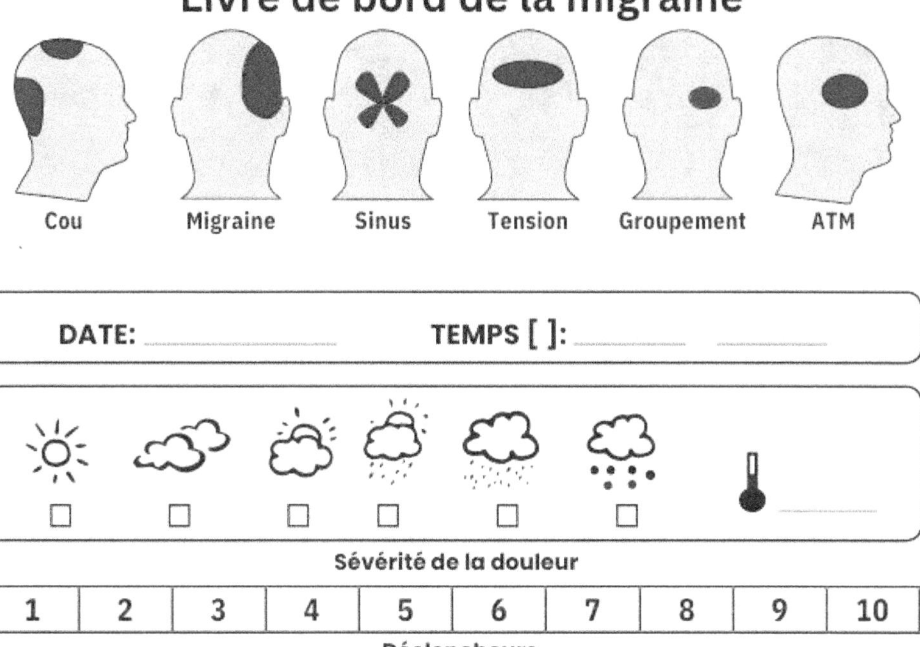

DATE: _______________   TEMPS [ ]: _______________

Sévérité de la douleur

1	2	3	4	5	6	7	8	9	10

Déclencheurs

- ☐ La faim
- ☐ Lumières vives
- ☐ Café
- ☐ Stress au travail
- ☐ Strss à la maison
- ☐ Repas sautés
- ☐ Anxiété

- ☐ Insomnie
- ☐ Maladie
- ☐ Fatigue
- ☐ Odeurs/ Parfums
- ☐ Motion
- ☐ Fatigue des yeux
- ☐ _______________

Mesures d'allègement

Médicament	
L'eau	
Sommeil	
Exercer	
Autres	
Autres	

Notes:

Livre de bord de la migraine

Livre de bord de la migraine

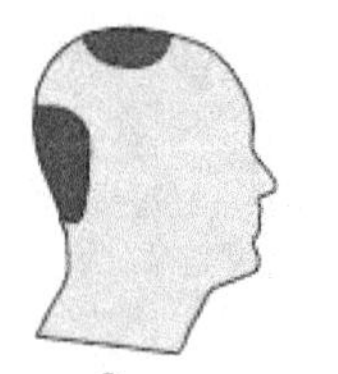 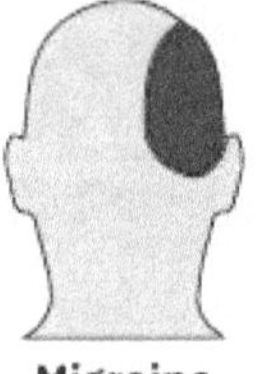 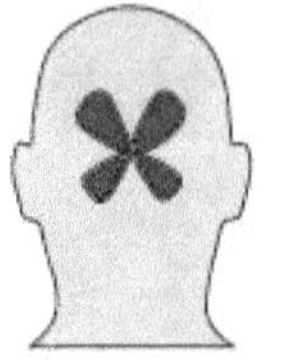 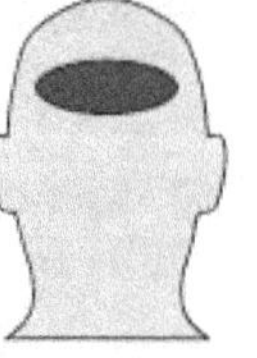 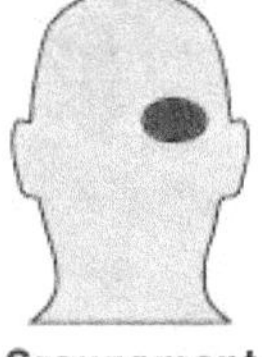 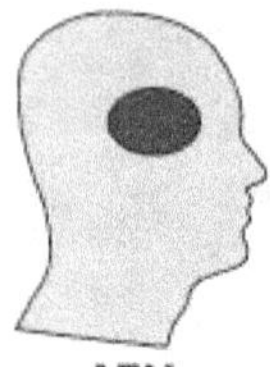

| Cou | Migraine | Sinus | Tension | Groupement | ATM |

DATE: _______________ **TEMPS [ ]:** _______________

☀ ☐   ⛅ ☐   🌥 ☐   🌦 ☐   ☁ ☐   🌨 ☐   🌡 _______________

Sévérité de la douleur

| 1 | 2 | 3 | 4 | 5 | 6 | 7 | 8 | 9 | 10 |

Déclencheurs

☐ La faim	☐ Insomnie
☐ Lumières vives	☐ Maladie
☐ Café	☐ Fatigue
☐ Stress au travail	☐ Odeurs/ Parfums
☐ Strss à la maison	☐ Motion
☐ Repas sautés	☐ Fatigue des yeux
☐ Anxiété	☐ _______________

Mesures d'allègement

Médicament	
L'eau	
Sommeil	
Exercer	
Autres	
Autres	

Notes: _______________

Livre de bord de la migraine

Livre de bord de la migraine

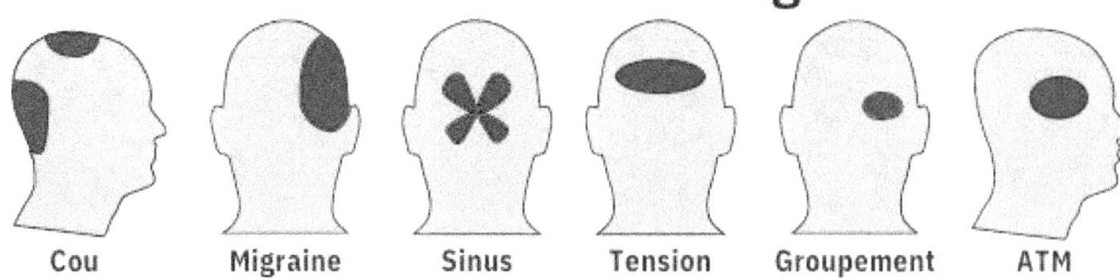

DATE: _______________   TEMPS [ ]: _______________

Sévérité de la douleur

1	2	3	4	5	6	7	8	9	10

Déclencheurs

☐ La faim ☐ Insomnie

☐ Lumières vives ☐ Maladie

☐ Café ☐ Fatigue

☐ Stress au travail ☐ Odeurs/ Parfums

☐ Strss à la maison ☐ Motion

☐ Repas sautés ☐ Fatigue des yeux

☐ Anxiété ☐ _______________

Mesures d'allègement

Médicament	
L'eau	
Sommeil	
Exercer	
Autres	
Autres	

Notes:

Livre de bord de la migraine

Livre de bord de la migraine

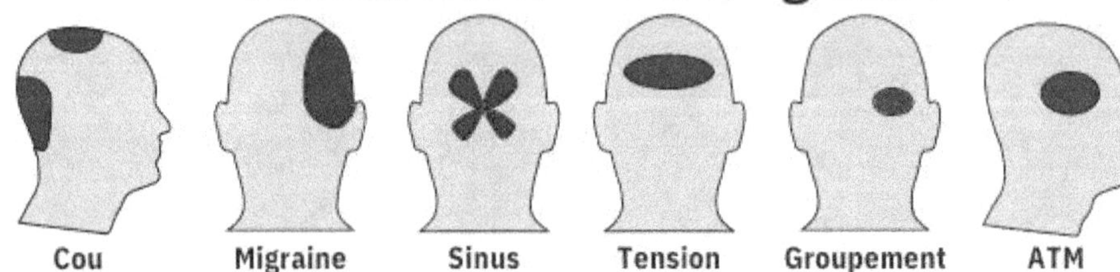

DATE: _______________   TEMPS [ ]: _______________ _______________

Sévérité de la douleur

1	2	3	4	5	6	7	8	9	10

Déclencheurs

☐ La faim	☐ Insomnie
☐ Lumières vives	☐ Maladie
☐ Café	☐ Fatigue
☐ Stress au travail	☐ Odeurs/ Parfums
☐ Strss à la maison	☐ Motion
☐ Repas sautés	☐ Fatigue des yeux
☐ Anxiété	☐ _______________

Mesures d'allègement

Médicament	
L'eau	
Sommeil	
Exercer	
Autres	
Autres	

Notes: _______________

Livre de bord de la migraine

Livre de bord de la migraine

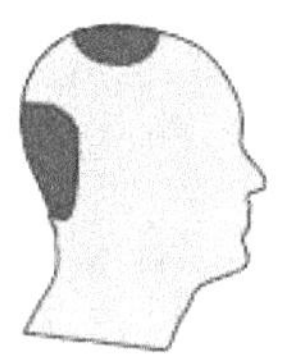 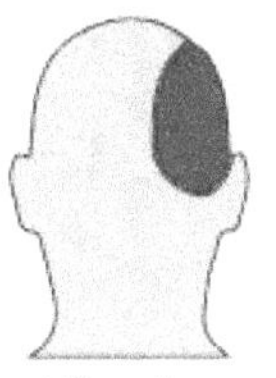 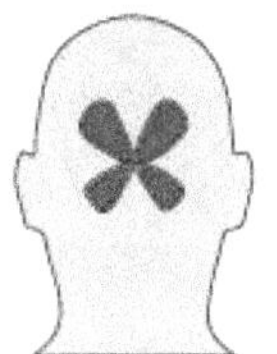 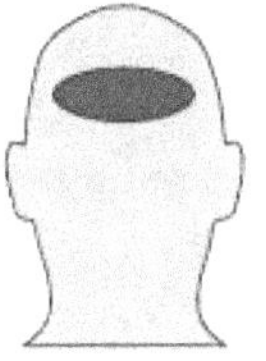 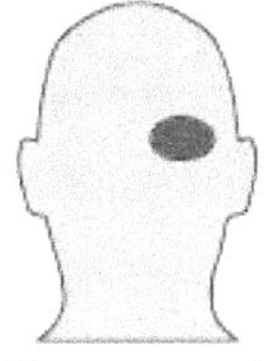 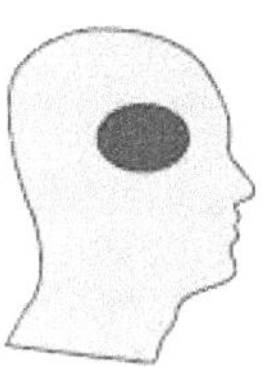

| Cou | Migraine | Sinus | Tension | Groupement | ATM |

DATE: ________________   **TEMPS [ ]:** ________________

☐ ☐ ☐ ☐ ☐ ☐

Sévérité de la douleur

| 1 | 2 | 3 | 4 | 5 | 6 | 7 | 8 | 9 | 10 |

Déclencheurs

☐ La faim	☐ Insomnie
☐ Lumières vives	☐ Maladie
☐ Café	☐ Fatigue
☐ Stress au travail	☐ Odeurs/ Parfums
☐ Strss à la maison	☐ Motion
☐ Repas sautés	☐ Fatigue des yeux
☐ Anxiété	☐ ________________

Mesures d'allègement

Médicament	
L'eau	
Sommeil	
Exercer	
Autres	
Autres	

Notes:

Livre de bord de la migraine

Livre de bord de la migraine

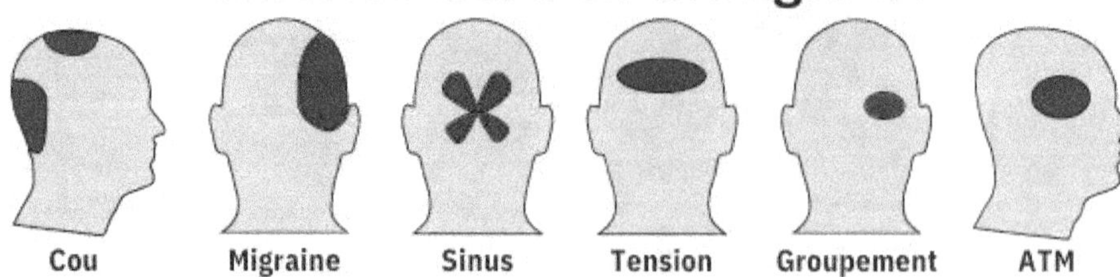

DATE: _____________   TEMPS [ ]: _____________ _____________

Sévérité de la douleur

1	2	3	4	5	6	7	8	9	10

Déclencheurs

- ☐ La faim
- ☐ Lumières vives
- ☐ Café
- ☐ Stress au travail
- ☐ Strss à la maison
- ☐ Repas sautés
- ☐ Anxiété

- ☐ Insomnie
- ☐ Maladie
- ☐ Fatigue
- ☐ Odeurs/ Parfums
- ☐ Motion
- ☐ Fatigue des yeux
- ☐ _____________

Mesures d'allègement

Médicament	
L'eau	
Sommeil	
Exercer	
Autres	
Autres	

Notes: _____________

Livre de bord de la migraine

Livre de bord de la migraine

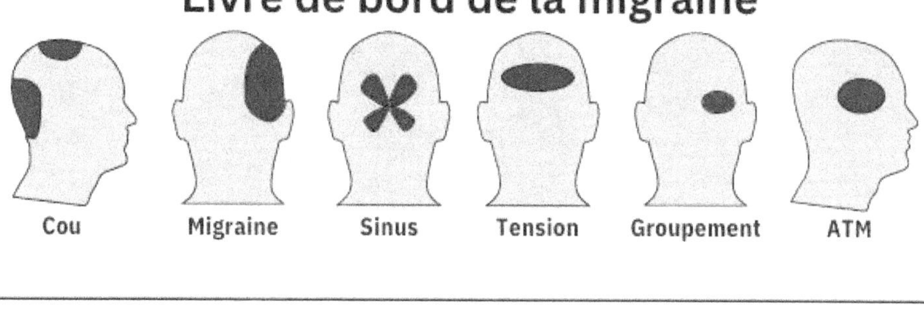

DATE: _______________   TEMPS [ ]: _______________

Sévérité de la douleur

1	2	3	4	5	6	7	8	9	10

Déclencheurs

- ☐ La faim
- ☐ Lumières vives
- ☐ Café
- ☐ Stress au travail
- ☐ Strss à la maison
- ☐ Repas sautés
- ☐ Anxiété

- ☐ Insomnie
- ☐ Maladie
- ☐ Fatigue
- ☐ Odeurs/ Parfums
- ☐ Motion
- ☐ Fatigue des yeux
- ☐ _______________

Mesures d'allègement

Médicament	
L'eau	
Sommeil	
Exercer	
Autres	
Autres	

Notes:

Livre de bord de la migraine

Livre de bord de la migraine

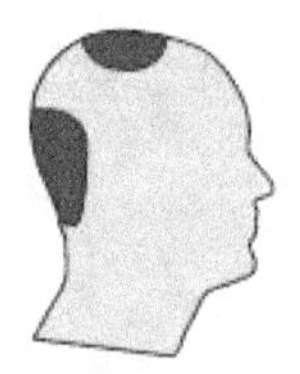 Cou

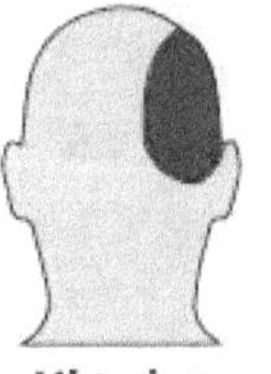 Migraine

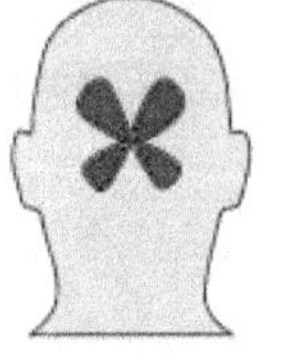 Sinus

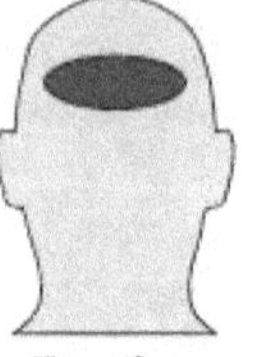 Tension

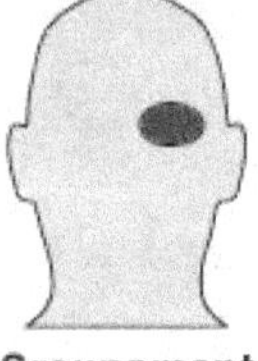 Groupement

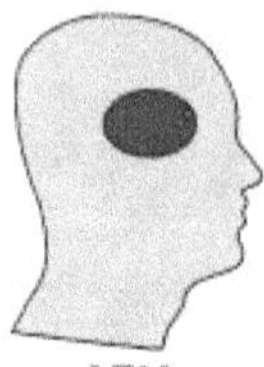 ATM

DATE: _______________ TEMPS [ ]: _______________

☐ ☐ ☐ ☐ ☐ ☐

Sévérité de la douleur

1	2	3	4	5	6	7	8	9	10

Déclencheurs

☐ La faim ☐ Insomnie

☐ Lumières vives ☐ Maladie

☐ Café ☐ Fatigue

☐ Stress au travail ☐ Odeurs/ Parfums

☐ Strss à la maison ☐ Motion

☐ Repas sautés ☐ Fatigue des yeux

☐ Anxiété ☐ _______________

Mesures d'allègement

Médicament	
L'eau	
Sommeil	
Exercer	
Autres	
Autres	

Notes: _______________

Livre de bord de la migraine

Livre de bord de la migraine

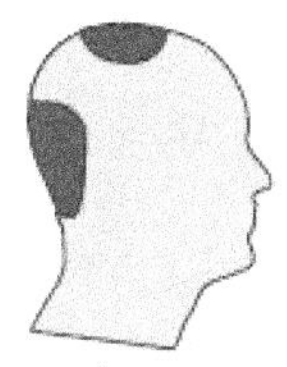 Cou
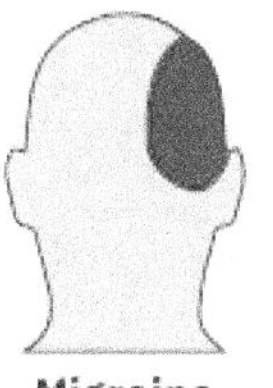 Migraine
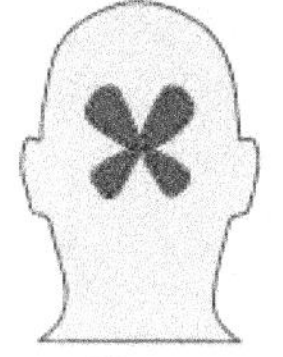 Sinus
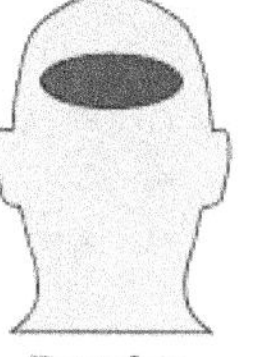 Tension
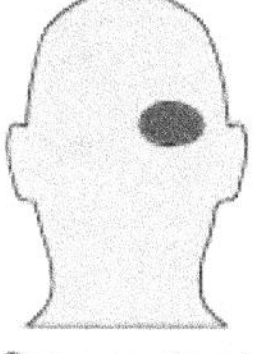 Groupement
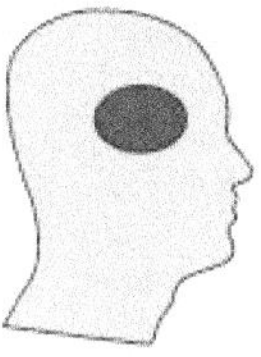 ATM

DATE: _______________   **TEMPS [ ]:** _______________

Sévérité de la douleur

1	2	3	4	5	6	7	8	9	10

Déclencheurs

☐ La faim   ☐ Insomnie

☐ Lumières vives   ☐ Maladie

☐ Café   ☐ Fatigue

☐ Stress au travail   ☐ Odeurs/ Parfums

☐ Strss à la maison   ☐ Motion

☐ Repas sautés   ☐ Fatigue des yeux

☐ Anxiété   ☐ _______________

Mesures d'allègement

Médicament	
L'eau	
Sommeil	
Exercer	
Autres	
Autres	

Notes:

Livre de bord de la migraine

Livre de bord de la migraine

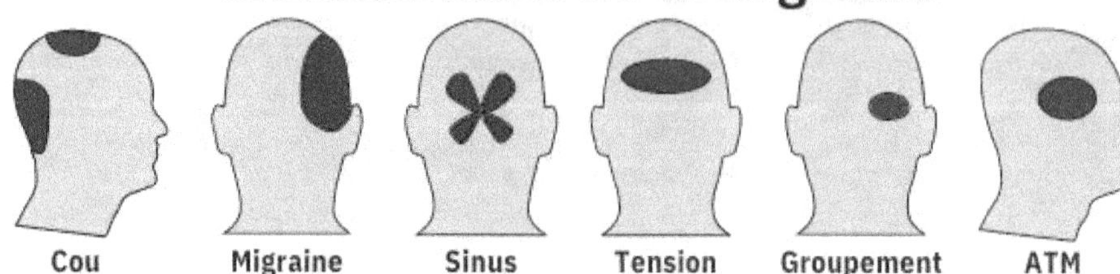

DATE: __________________   TEMPS [ ]: __________________

☐ ☐ ☐ ☐ ☐ ☐ 🌡 __________

Sévérité de la douleur

1	2	3	4	5	6	7	8	9	10

Déclencheurs

☐ La faim	☐ Insomnie
☐ Lumières vives	☐ Maladie
☐ Café	☐ Fatigue
☐ Stress au travail	☐ Odeurs/ Parfums
☐ Strss à la maison	☐ Motion
☐ Repas sautés	☐ Fatigue des yeux
☐ Anxiété	☐ __________

Mesures d'allègement

Médicament	
L'eau	
Sommeil	
Exercer	
Autres	
Autres	

Notes: __________

Livre de bord de la migraine

Livre de bord de la migraine

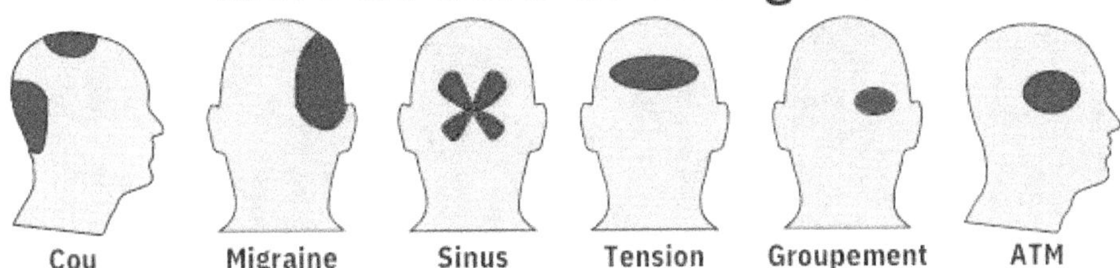

DATE: ___________   TEMPS [ ]: ___________

□   □   □   □   □   □

Sévérité de la douleur

1	2	3	4	5	6	7	8	9	10

Déclencheurs

□ La faim   □ Insomnie

□ Lumières vives   □ Maladie

□ Café   □ Fatigue

□ Stress au travail   □ Odeurs/ Parfums

□ Strss à la maison   □ Motion

□ Repas sautés   □ Fatigue des yeux

□ Anxiété   □ ___________

Mesures d'allègement

Médicament	
L'eau	
Sommeil	
Exercer	
Autres	
Autres	

Notes:

Livre de bord de la migraine

Livre de bord de la migraine

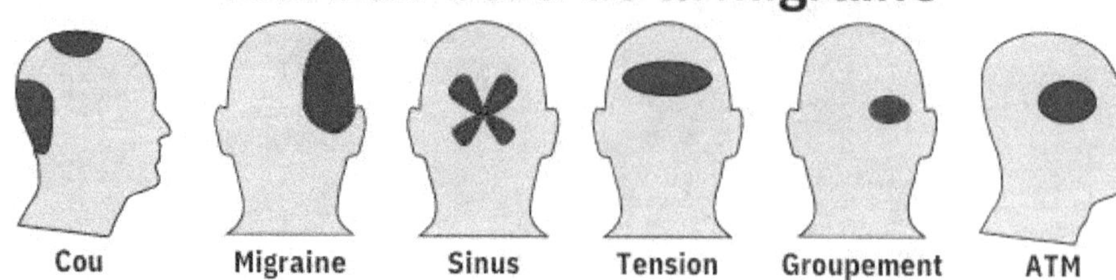

DATE: _______________ TEMPS [ ]: _________ _________

Sévérité de la douleur

1	2	3	4	5	6	7	8	9	10

Déclencheurs

☐ La faim   ☐ Insomnie

☐ Lumières vives   ☐ Maladie

☐ Café   ☐ Fatigue

☐ Stress au travail   ☐ Odeurs/ Parfums

☐ Strss à la maison   ☐ Motion

☐ Repas sautés   ☐ Fatigue des yeux

☐ Anxiété   ☐ _______________

Mesures d'allègement

Médicament	
L'eau	
Sommeil	
Exercer	
Autres	
Autres	

Notes: _______________

Livre de bord de la migraine

Livre de bord de la migraine

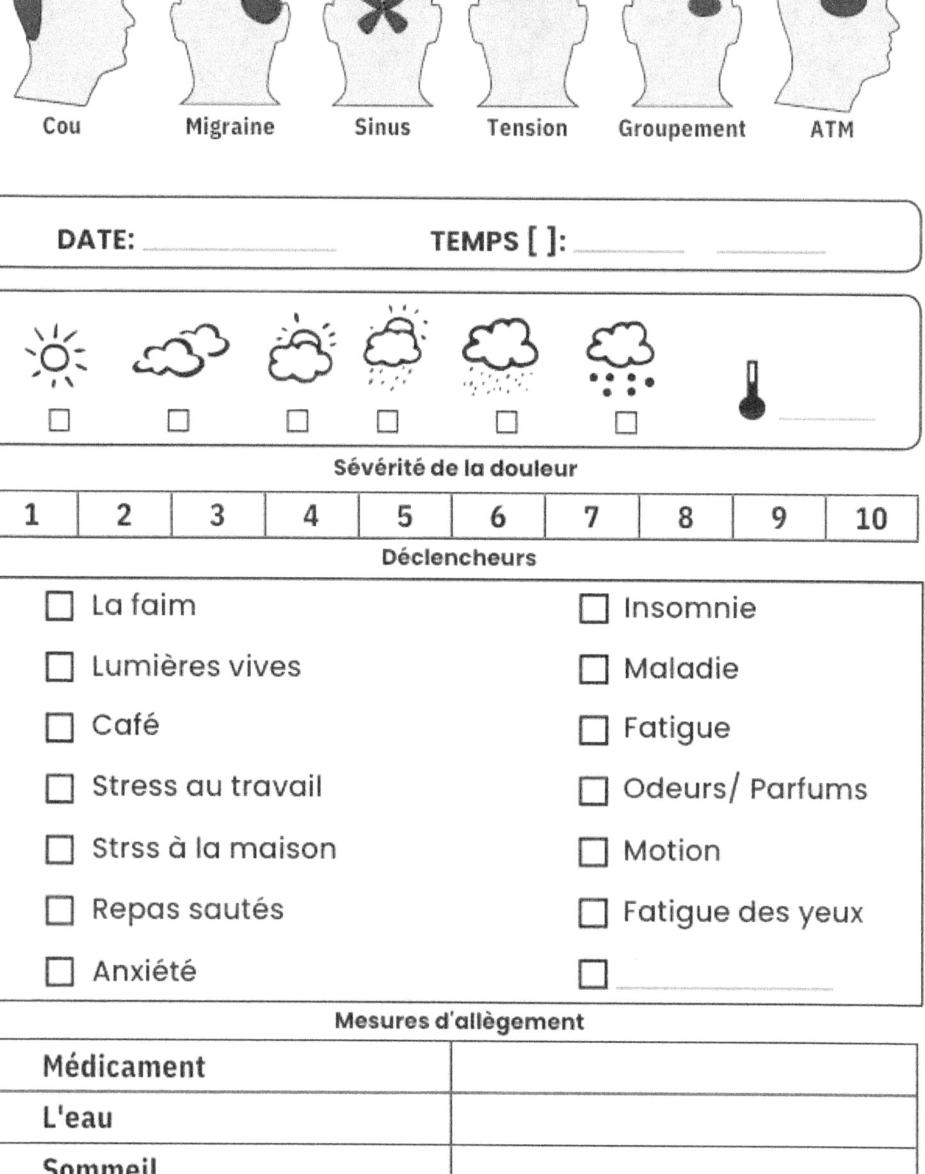

DATE: _______________   TEMPS [ ]: _______________

Sévérité de la douleur

1	2	3	4	5	6	7	8	9	10

Déclencheurs

☐ La faim   ☐ Insomnie

☐ Lumières vives   ☐ Maladie

☐ Café   ☐ Fatigue

☐ Stress au travail   ☐ Odeurs/ Parfums

☐ Strss à la maison   ☐ Motion

☐ Repas sautés   ☐ Fatigue des yeux

☐ Anxiété   ☐ _______________

Mesures d'allègement

Médicament	
L'eau	
Sommeil	
Exercer	
Autres	
Autres	

Notes:

Livre de bord de la migraine

Livre de bord de la migraine

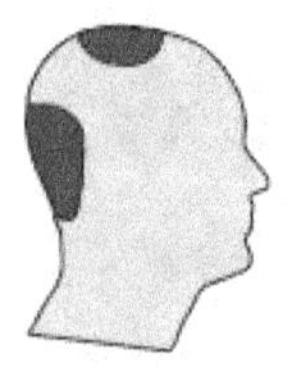 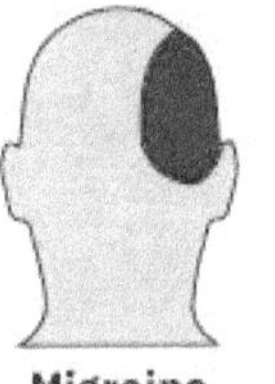 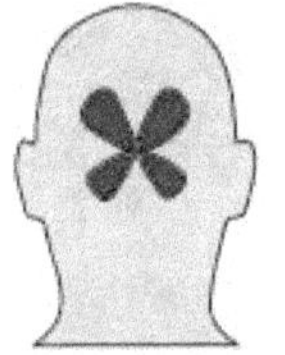 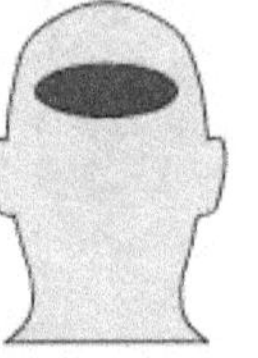 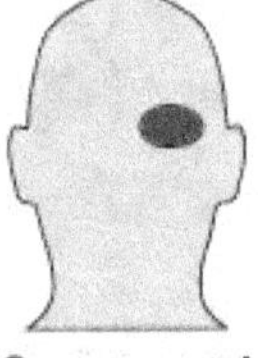 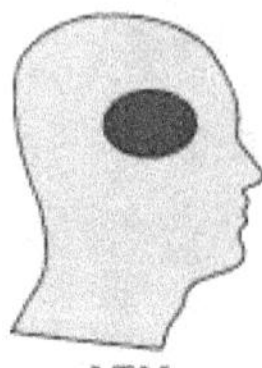

| Cou | Migraine | Sinus | Tension | Groupement | ATM |

DATE: ___________   **TEMPS [ ]:** ___________

□   □   □   □   □   □

Sévérité de la douleur

| 1 | 2 | 3 | 4 | 5 | 6 | 7 | 8 | 9 | 10 |

Déclencheurs

□ La faim	□ Insomnie
□ Lumières vives	□ Maladie
□ Café	□ Fatigue
□ Stress au travail	□ Odeurs/ Parfums
□ Strss à la maison	□ Motion
□ Repas sautés	□ Fatigue des yeux
□ Anxiété	□ ___________

Mesures d'allègement

Médicament	
L'eau	
Sommeil	
Exercer	
Autres	
Autres	

Notes: ___________

Livre de bord de la migraine

Livre de bord de la migraine

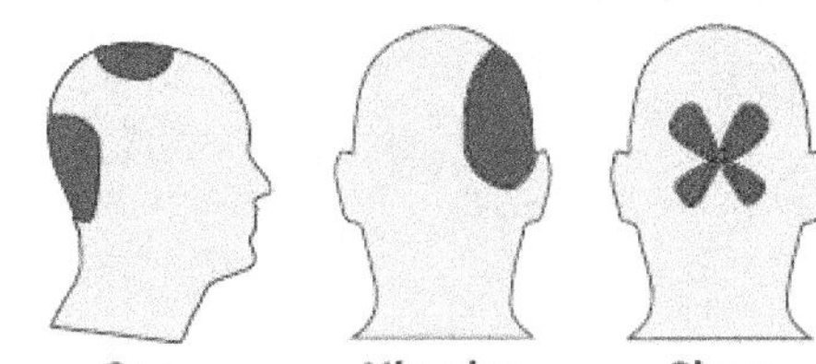
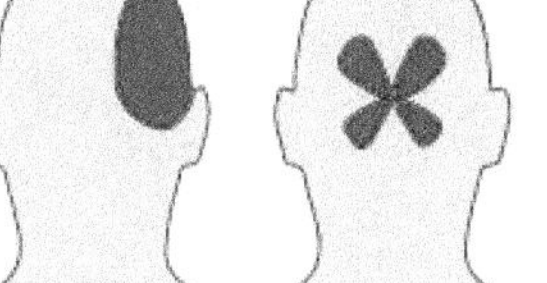
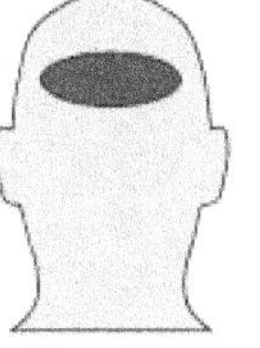
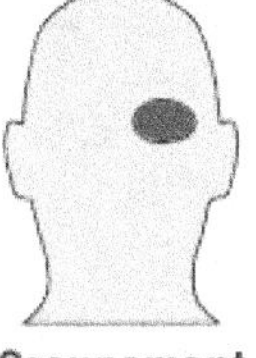
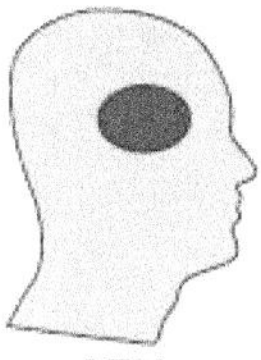

| Cou | Migraine | Sinus | Tension | Groupement | ATM |

DATE: _______________   TEMPS [ ]: _______________

☐   ☐   ☐   ☐   ☐   ☐

Sévérité de la douleur

| 1 | 2 | 3 | 4 | 5 | 6 | 7 | 8 | 9 | 10 |

Déclencheurs

☐ La faim   ☐ Insomnie

☐ Lumières vives   ☐ Maladie

☐ Café   ☐ Fatigue

☐ Stress au travail   ☐ Odeurs/ Parfums

☐ Strss à la maison   ☐ Motion

☐ Repas sautés   ☐ Fatigue des yeux

☐ Anxiété   ☐ _______________

Mesures d'allègement

Médicament	
L'eau	
Sommeil	
Exercer	
Autres	
Autres	

Notes: _______________

Livre de bord de la migraine

Livre de bord de la migraine

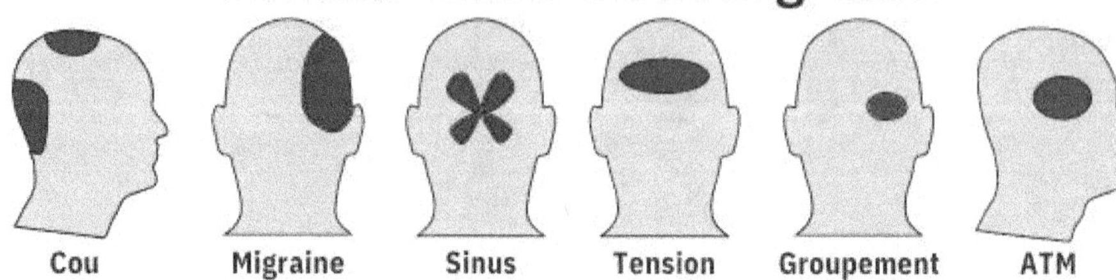

DATE: ______________   TEMPS [ ]: ______________ ______________

Sévérité de la douleur

1	2	3	4	5	6	7	8	9	10

Déclencheurs

☐ La faim   ☐ Insomnie

☐ Lumières vives   ☐ Maladie

☐ Café   ☐ Fatigue

☐ Stress au travail   ☐ Odeurs/ Parfums

☐ Strss à la maison   ☐ Motion

☐ Repas sautés   ☐ Fatigue des yeux

☐ Anxiété   ☐ ______________

Mesures d'allègement

Médicament	
L'eau	
Sommeil	
Exercer	
Autres	
Autres	

Notes: ______________

Livre de bord de la migraine

Livre de bord de la migraine

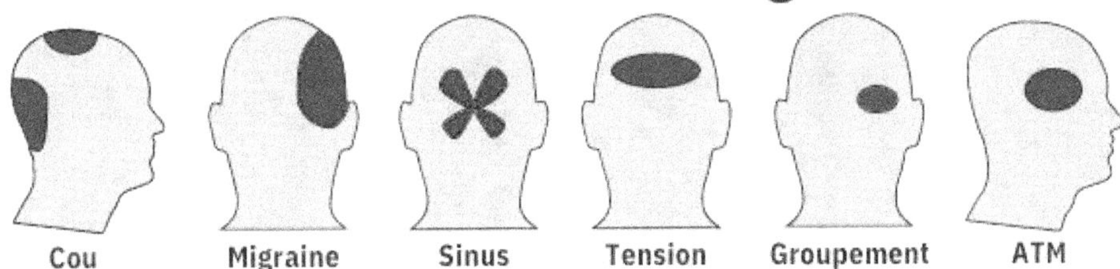

DATE: _______________   TEMPS [ ]: _______________

Température: _______________

Sévérité de la douleur

1	2	3	4	5	6	7	8	9	10

Déclencheurs

☐ La faim	☐ Insomnie
☐ Lumières vives	☐ Maladie
☐ Café	☐ Fatigue
☐ Stress au travail	☐ Odeurs/ Parfums
☐ Strss à la maison	☐ Motion
☐ Repas sautés	☐ Fatigue des yeux
☐ Anxiété	☐ _______________

Mesures d'allègement

Médicament	
L'eau	
Sommeil	
Exercer	
Autres	
Autres	

Notes:

Livre de bord de la migraine

Livre de bord de la migraine

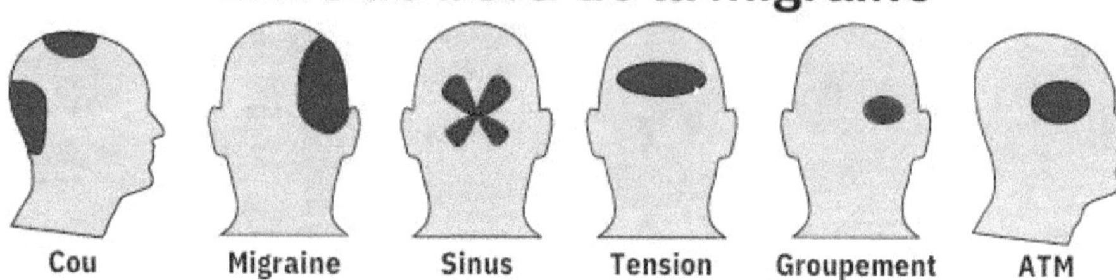

DATE: ______________________   **TEMPS [ ]:** ____________   ____________

☐   ☐   ☐   ☐   ☐   ☐

Sévérité de la douleur

1	2	3	4	5	6	7	8	9	10

Déclencheurs

☐ La faim	☐ Insomnie
☐ Lumières vives	☐ Maladie
☐ Café	☐ Fatigue
☐ Stress au travail	☐ Odeurs/ Parfums
☐ Strss à la maison	☐ Motion
☐ Repas sautés	☐ Fatigue des yeux
☐ Anxiété	☐ ______________

Mesures d'allègement

Médicament	
L'eau	
Sommeil	
Exercer	
Autres	
Autres	

Notes: ______________________

Livre de bord de la migraine

Livre de bord de la migraine

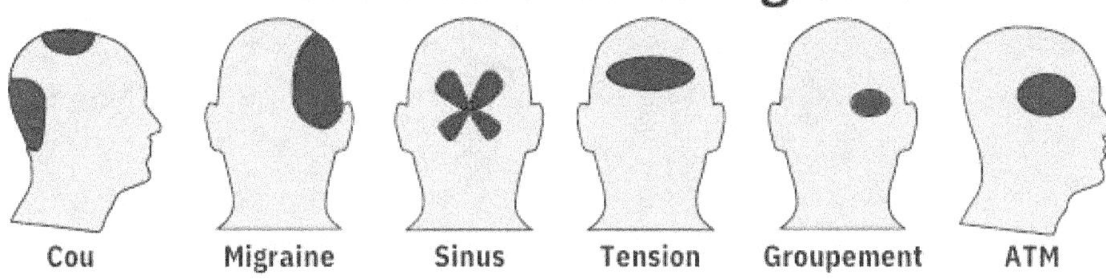

DATE: _______________   TEMPS [ ]: _______________

Sévérité de la douleur

1	2	3	4	5	6	7	8	9	10

Déclencheurs

☐ La faim   ☐ Insomnie

☐ Lumières vives   ☐ Maladie

☐ Café   ☐ Fatigue

☐ Stress au travail ☐ Odeurs/ Parfums

☐ Strss à la maison ☐ Motion

☐ Repas sautés   ☐ Fatigue des yeux

☐ Anxiété   ☐ _______________

Mesures d'allègement

Médicament	
L'eau	
Sommeil	
Exercer	
Autres	
Autres	

Notes: _______________

Livre de bord de la migraine

Livre de bord de la migraine

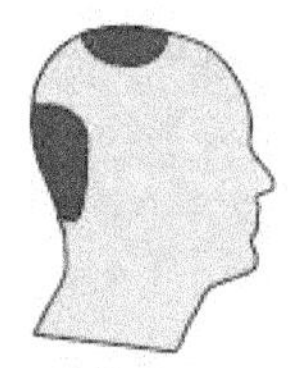
Cou

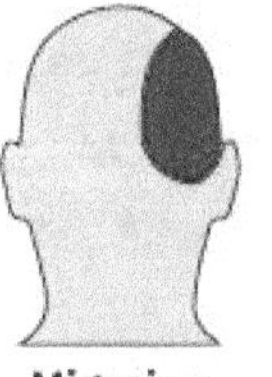
Migraine

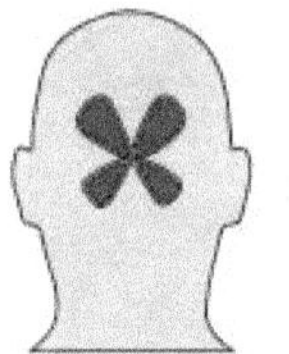
Sinus

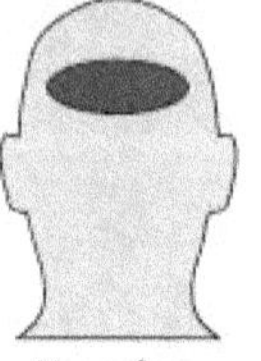
Tension

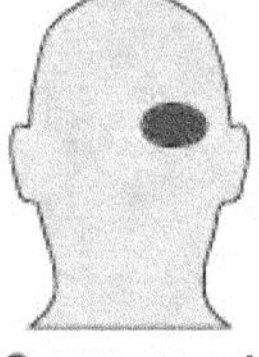
Groupement

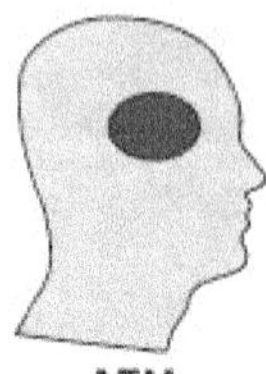
ATM

DATE: ______________   TEMPS [ ]: ______________

☐   ☐   ☐   ☐   ☐   ☐

Sévérité de la douleur

1	2	3	4	5	6	7	8	9	10

Déclencheurs

☐ La faim	☐ Insomnie
☐ Lumières vives	☐ Maladie
☐ Café	☐ Fatigue
☐ Stress au travail	☐ Odeurs/ Parfums
☐ Strss à la maison	☐ Motion
☐ Repas sautés	☐ Fatigue des yeux
☐ Anxiété	☐ ______________

Mesures d'allègement

Médicament	
L'eau	
Sommeil	
Exercer	
Autres	
Autres	

Notes: ______________

Livre de bord de la migraine

Livre de bord de la migraine

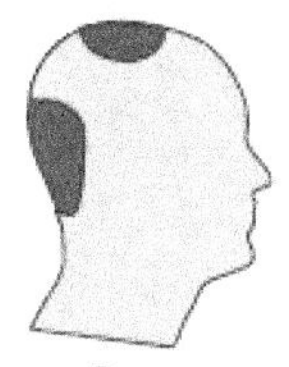

Cou

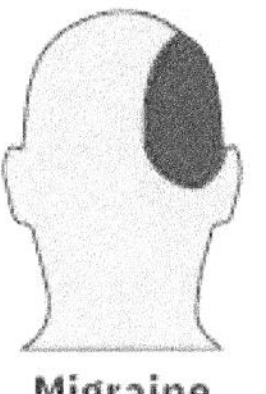

Migraine

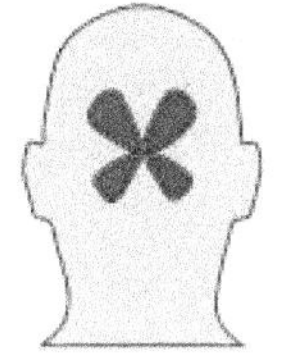

Sinus

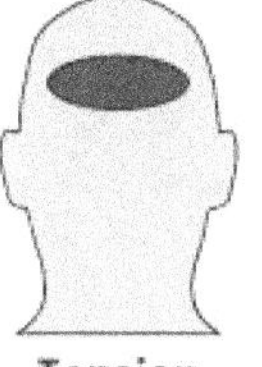

Tension

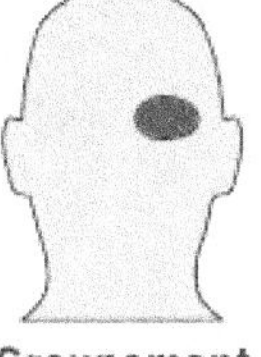

Groupement

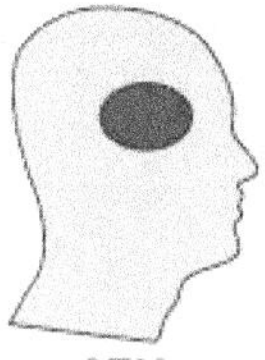

ATM

DATE: _______________   **TEMPS [ ]:** _______________

☐   ☐   ☐   ☐   ☐   ☐

Sévérité de la douleur

1	2	3	4	5	6	7	8	9	10

Déclencheurs

☐ La faim   ☐ Insomnie

☐ Lumières vives   ☐ Maladie

☐ Café   ☐ Fatigue

☐ Stress au travail   ☐ Odeurs/ Parfums

☐ Strss à la maison   ☐ Motion

☐ Repas sautés   ☐ Fatigue des yeux

☐ Anxiété   ☐ _______________

Mesures d'allègement

Médicament	
L'eau	
Sommeil	
Exercer	
Autres	
Autres	

Notes: _______________

Livre de bord de la migraine

Livre de bord de la migraine

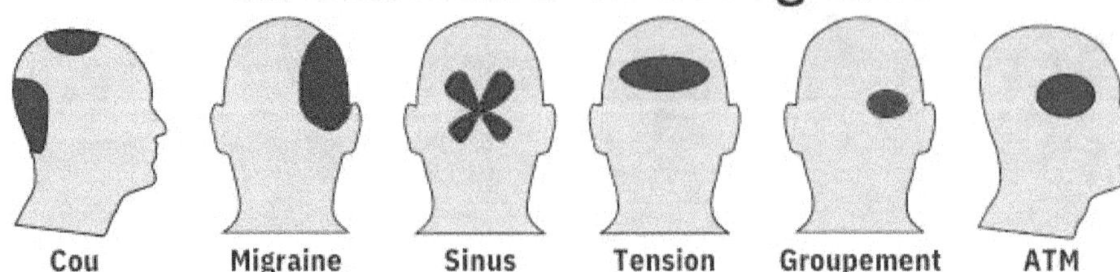

DATE: _______________   TEMPS [ ]: _______________

Sévérité de la douleur

1	2	3	4	5	6	7	8	9	10

Déclencheurs

☐ La faim   ☐ Insomnie

☐ Lumières vives   ☐ Maladie

☐ Café   ☐ Fatigue

☐ Stress au travail   ☐ Odeurs/ Parfums

☐ Strss à la maison   ☐ Motion

☐ Repas sautés   ☐ Fatigue des yeux

☐ Anxiété   ☐ _______________

Mesures d'allègement

Médicament	
L'eau	
Sommeil	
Exercer	
Autres	
Autres	

Notes: _______________

Livre de bord de la migraine

Livre de bord de la migraine

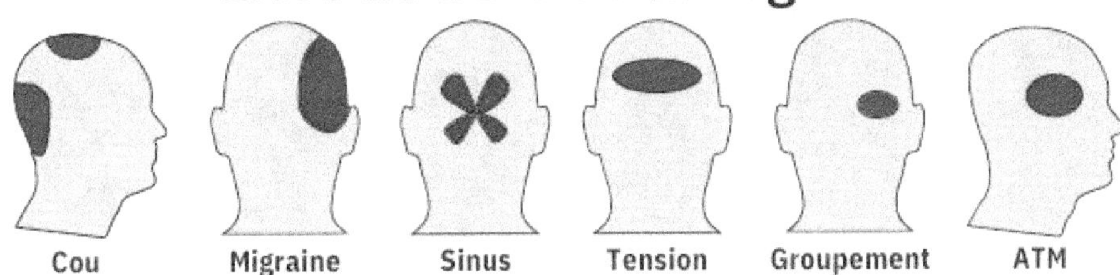

DATE: _______________ TEMPS [ ]: _______________

Sévérité de la douleur

1	2	3	4	5	6	7	8	9	10

Déclencheurs

☐ La faim	☐ Insomnie
☐ Lumières vives	☐ Maladie
☐ Café	☐ Fatigue
☐ Stress au travail	☐ Odeurs/ Parfums
☐ Strss à la maison	☐ Motion
☐ Repas sautés	☐ Fatigue des yeux
☐ Anxiété	☐ _______________

Mesures d'allègement

Médicament	
L'eau	
Sommeil	
Exercer	
Autres	
Autres	

Notes: _______________

Livre de bord de la migraine

Livre de bord de la migraine

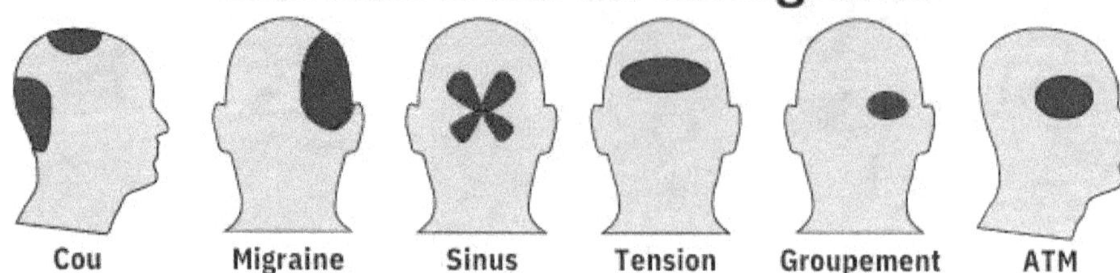

DATE: _______________   TEMPS [ ]: _______________

Sévérité de la douleur

1	2	3	4	5	6	7	8	9	10

Déclencheurs

- ☐ La faim
- ☐ Lumières vives
- ☐ Café
- ☐ Stress au travail
- ☐ Strss à la maison
- ☐ Repas sautés
- ☐ Anxiété

- ☐ Insomnie
- ☐ Maladie
- ☐ Fatigue
- ☐ Odeurs/ Parfums
- ☐ Motion
- ☐ Fatigue des yeux
- ☐ _______________

Mesures d'allègement

Médicament	
L'eau	
Sommeil	
Exercer	
Autres	
Autres	

Notes: _______________

Livre de bord de la migraine

Livre de bord de la migraine

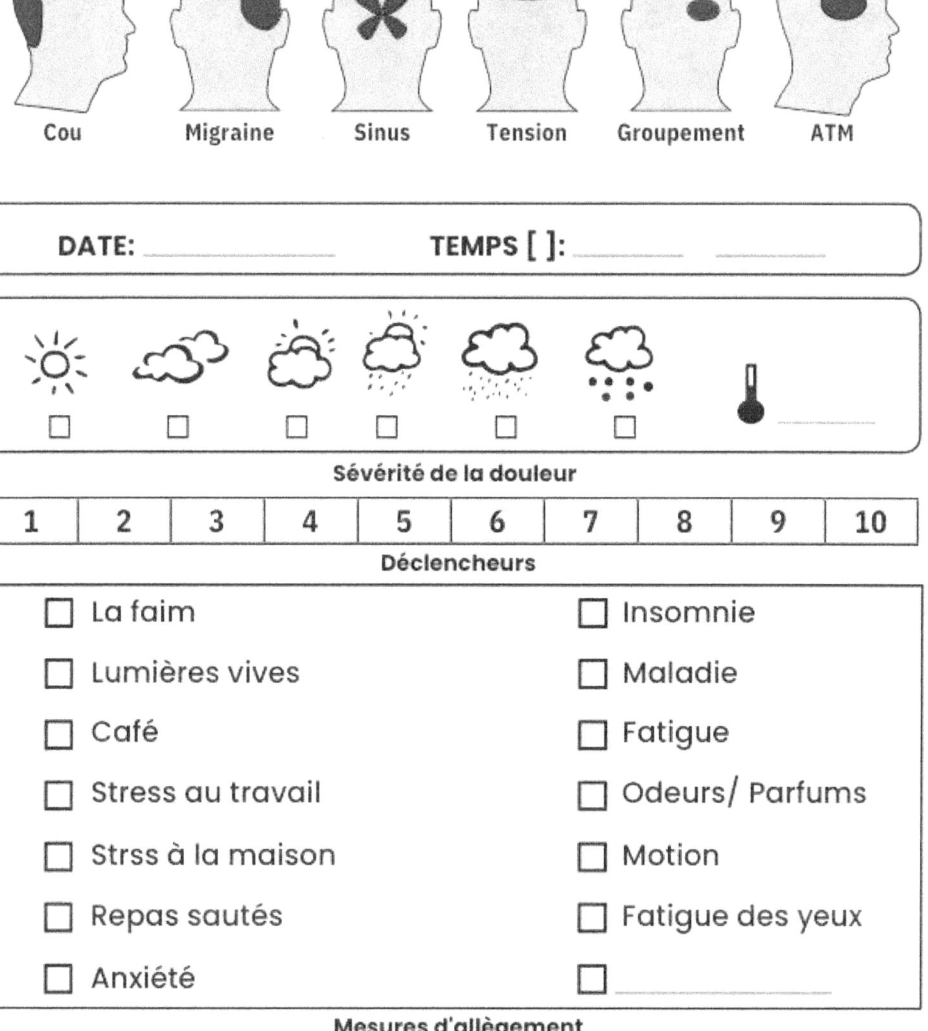

Cou | Migraine | Sinus | Tension | Groupement | ATM

DATE: _______________   TEMPS [ ]: _______________

Sévérité de la douleur

1	2	3	4	5	6	7	8	9	10

Déclencheurs

- ☐ La faim
- ☐ Lumières vives
- ☐ Café
- ☐ Stress au travail
- ☐ Strss à la maison
- ☐ Repas sautés
- ☐ Anxiété

- ☐ Insomnie
- ☐ Maladie
- ☐ Fatigue
- ☐ Odeurs/ Parfums
- ☐ Motion
- ☐ Fatigue des yeux
- ☐ _______________

Mesures d'allègement

Médicament	
L'eau	
Sommeil	
Exercer	
Autres	
Autres	

Notes:

Livre de bord de la migraine

Livre de bord de la migraine

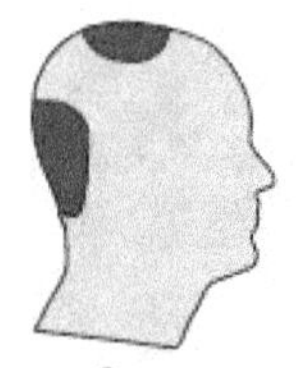
Cou

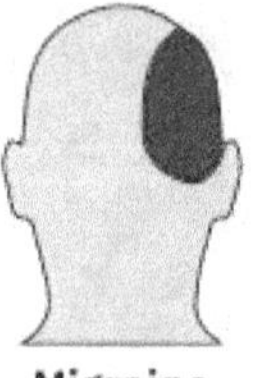
Migraine

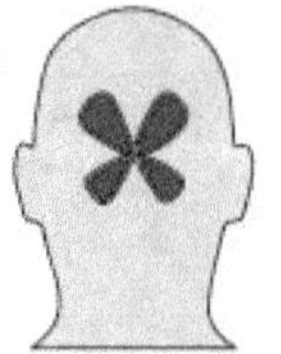
Sinus

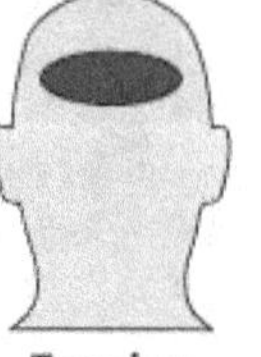
Tension

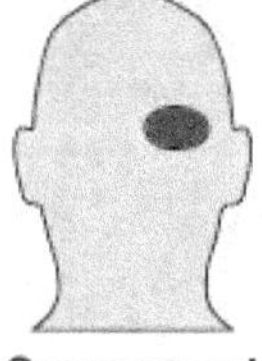
Groupement

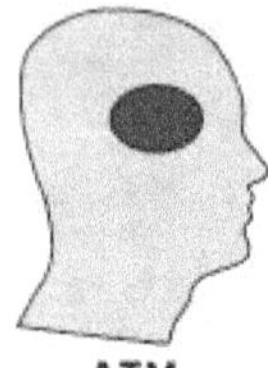
ATM

DATE: _______________   TEMPS [ ]: _______________

☐   ☐   ☐   ☐   ☐   ☐   _______________

Sévérité de la douleur

1	2	3	4	5	6	7	8	9	10

Déclencheurs

☐ La faim   ☐ Insomnie

☐ Lumières vives   ☐ Maladie

☐ Café   ☐ Fatigue

☐ Stress au travail   ☐ Odeurs/ Parfums

☐ Strss à la maison   ☐ Motion

☐ Repas sautés   ☐ Fatigue des yeux

☐ Anxiété   ☐ _______________

Mesures d'allègement

Médicament	
L'eau	
Sommeil	
Exercer	
Autres	
Autres	

Notes: _______________

Livre de bord de la migraine

Livre de bord de la migraine

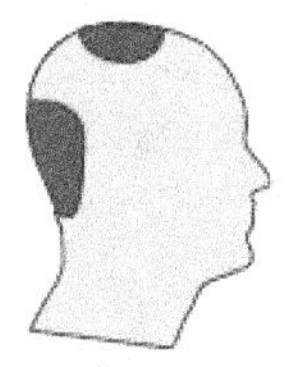 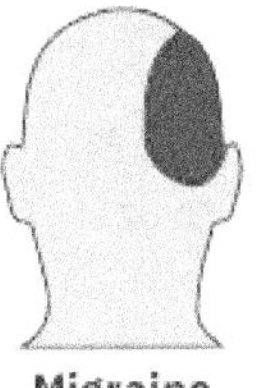 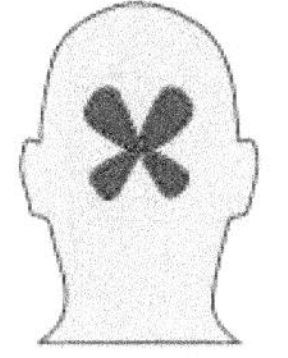 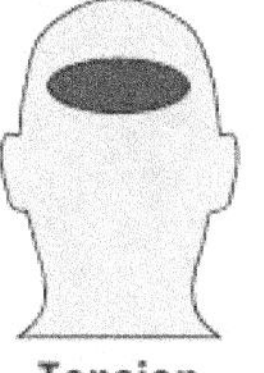 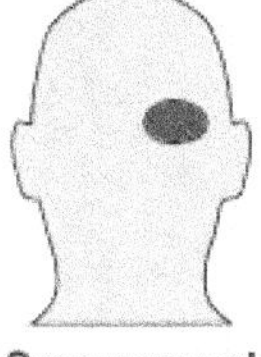 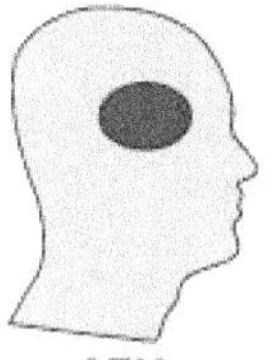

| Cou | Migraine | Sinus | Tension | Groupement | ATM |

DATE: _______________   **TEMPS [ ]:** _______________

Sévérité de la douleur

| 1 | 2 | 3 | 4 | 5 | 6 | 7 | 8 | 9 | 10 |

Déclencheurs

☐ La faim	☐ Insomnie
☐ Lumières vives	☐ Maladie
☐ Café	☐ Fatigue
☐ Stress au travail	☐ Odeurs/ Parfums
☐ Strss à la maison	☐ Motion
☐ Repas sautés	☐ Fatigue des yeux
☐ Anxiété	☐ _______________

Mesures d'allègement

Médicament	
L'eau	
Sommeil	
Exercer	
Autres	
Autres	

Notes:

Livre de bord de la migraine

Livre de bord de la migraine

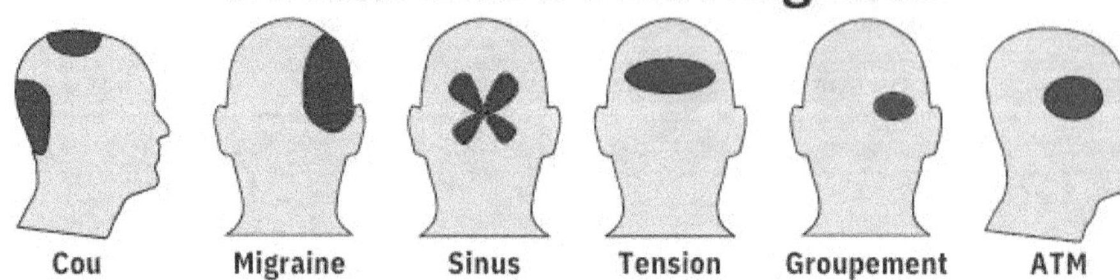

DATE: _______________   TEMPS [ ]: _______________

Sévérité de la douleur

1	2	3	4	5	6	7	8	9	10

Déclencheurs

☐ La faim	☐ Insomnie
☐ Lumières vives	☐ Maladie
☐ Café	☐ Fatigue
☐ Stress au travail	☐ Odeurs/ Parfums
☐ Strss à la maison	☐ Motion
☐ Repas sautés	☐ Fatigue des yeux
☐ Anxiété	☐ _______________

Mesures d'allègement

Médicament	
L'eau	
Sommeil	
Exercer	
Autres	
Autres	

Notes: _______________

Livre de bord de la migraine

Livre de bord de la migraine

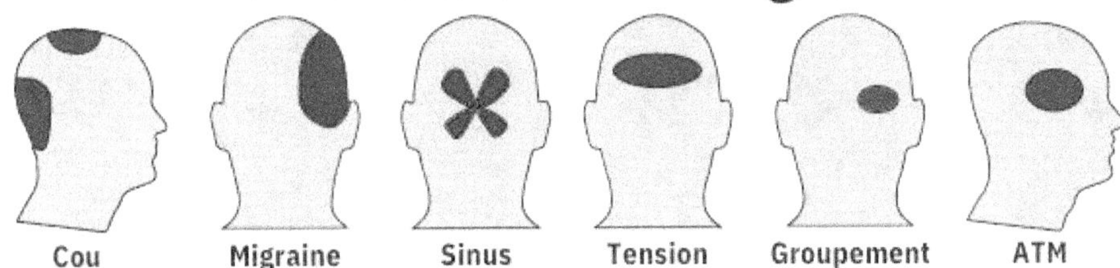

DATE: _______________ TEMPS [ ]: _______________

☀ ☐   ⛅ ☐   🌤 ☐   🌦 ☐   ☁ ☐   🌨 ☐   🌡 _______

Sévérité de la douleur

1	2	3	4	5	6	7	8	9	10

Déclencheurs

☐ La faim	☐ Insomnie
☐ Lumières vives	☐ Maladie
☐ Café	☐ Fatigue
☐ Stress au travail	☐ Odeurs/ Parfums
☐ Strss à la maison	☐ Motion
☐ Repas sautés	☐ Fatigue des yeux
☐ Anxiété	☐ _____________

Mesures d'allègement

Médicament	
L'eau	
Sommeil	
Exercer	
Autres	
Autres	

Notes:

Livre de bord de la migraine

Livre de bord de la migraine

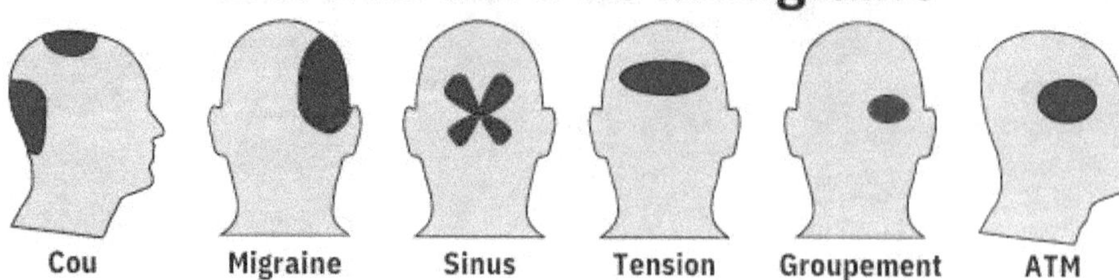

DATE: __________________   TEMPS [ ]: __________________

Sévérité de la douleur

| 1 | 2 | 3 | 4 | 5 | 6 | 7 | 8 | 9 | 10 |

Déclencheurs

- ☐ La faim
- ☐ Lumières vives
- ☐ Café
- ☐ Stress au travail
- ☐ Strss à la maison
- ☐ Repas sautés
- ☐ Anxiété

- ☐ Insomnie
- ☐ Maladie
- ☐ Fatigue
- ☐ Odeurs/ Parfums
- ☐ Motion
- ☐ Fatigue des yeux
- ☐ __________________

Mesures d'allègement

Médicament	
L'eau	
Sommeil	
Exercer	
Autres	
Autres	

Notes: __________________

Livre de bord de la migraine

Livre de bord de la migraine

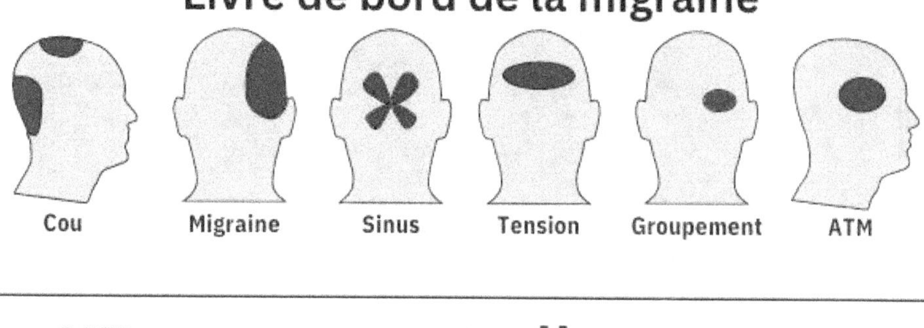

DATE: _______________   TEMPS [ ]: _______________

Sévérité de la douleur

1	2	3	4	5	6	7	8	9	10

Déclencheurs

- ☐ La faim
- ☐ Lumières vives
- ☐ Café
- ☐ Stress au travail
- ☐ Strss à la maison
- ☐ Repas sautés
- ☐ Anxiété

- ☐ Insomnie
- ☐ Maladie
- ☐ Fatigue
- ☐ Odeurs/ Parfums
- ☐ Motion
- ☐ Fatigue des yeux
- ☐ _______________

Mesures d'allègement

Médicament	
L'eau	
Sommeil	
Exercer	
Autres	
Autres	

Notes:

Livre de bord de la migraine

Livre de bord de la migraine

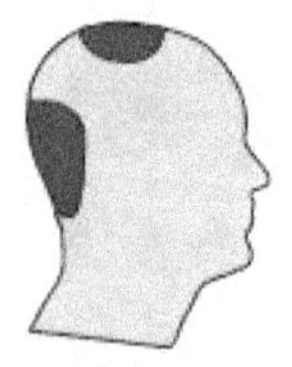 Cou
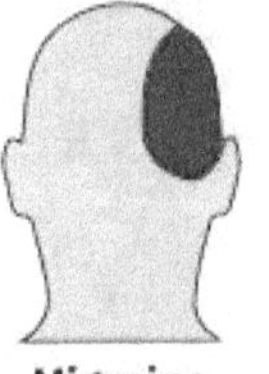 Migraine
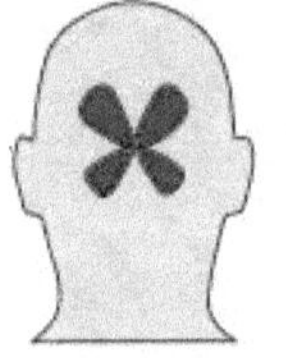 Sinus
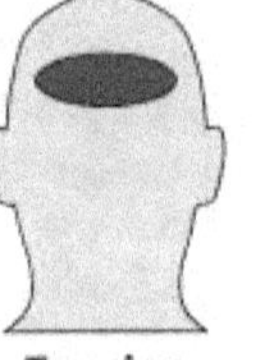 Tension
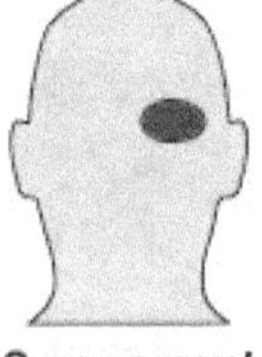 Groupement
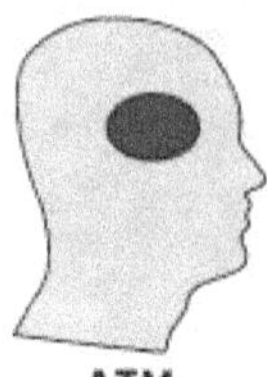 ATM

DATE: ________________   TEMPS [ ]: ________________

Sévérité de la douleur

1	2	3	4	5	6	7	8	9	10

Déclencheurs

☐ La faim	☐ Insomnie
☐ Lumières vives	☐ Maladie
☐ Café	☐ Fatigue
☐ Stress au travail	☐ Odeurs/ Parfums
☐ Strss à la maison	☐ Motion
☐ Repas sautés	☐ Fatigue des yeux
☐ Anxiété	☐ ________________

Mesures d'allègement

Médicament	
L'eau	
Sommeil	
Exercer	
Autres	
Autres	

Notes: ________________

Livre de bord de la migraine

Livre de bord de la migraine

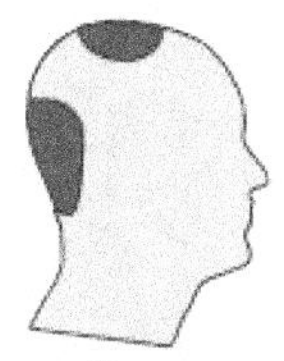 Cou

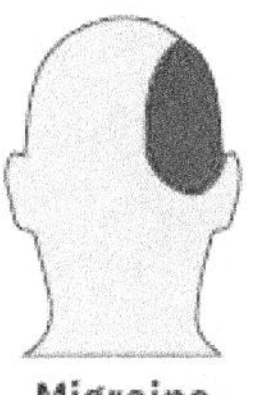 Migraine

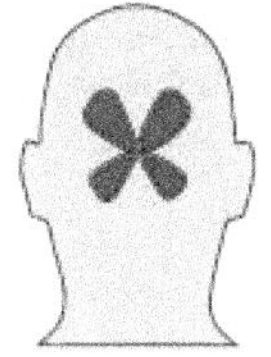 Sinus

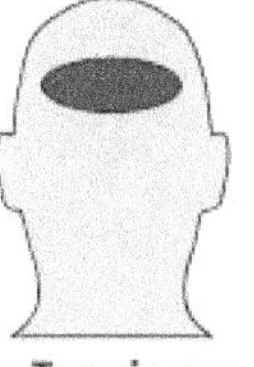 Tension

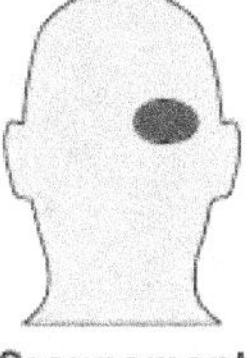 Groupement

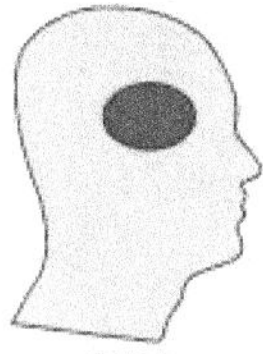 ATM

DATE: _______________ **TEMPS [ ]:** _______________

Sévérité de la douleur

1	2	3	4	5	6	7	8	9	10

Déclencheurs

☐ La faim	☐ Insomnie
☐ Lumières vives	☐ Maladie
☐ Café	☐ Fatigue
☐ Stress au travail	☐ Odeurs/ Parfums
☐ Strss à la maison	☐ Motion
☐ Repas sautés	☐ Fatigue des yeux
☐ Anxiété	☐ _______________

Mesures d'allègement

Médicament	
L'eau	
Sommeil	
Exercer	
Autres	
Autres	

Notes: _______________

Livre de bord de la migraine

Livre de bord de la migraine

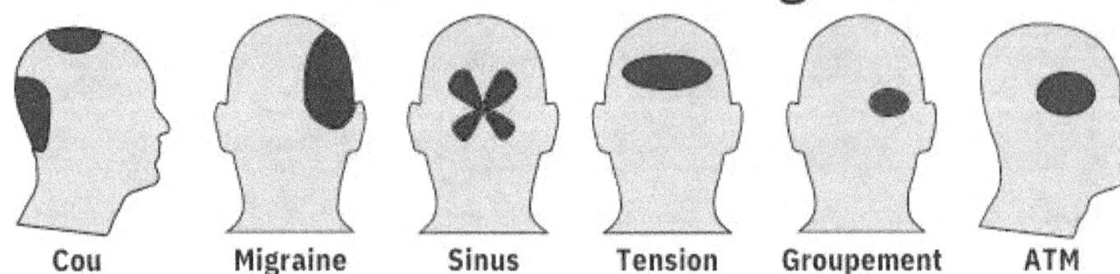

DATE: _______________________   TEMPS [ ]: _______________________

Sévérité de la douleur

| 1 | 2 | 3 | 4 | 5 | 6 | 7 | 8 | 9 | 10 |

Déclencheurs

- ☐ La faim
- ☐ Lumières vives
- ☐ Café
- ☐ Stress au travail
- ☐ Strss à la maison
- ☐ Repas sautés
- ☐ Anxiété

- ☐ Insomnie
- ☐ Maladie
- ☐ Fatigue
- ☐ Odeurs/ Parfums
- ☐ Motion
- ☐ Fatigue des yeux
- ☐ _______________________

Mesures d'allègement

Médicament	
L'eau	
Sommeil	
Exercer	
Autres	
Autres	

Notes: _______________________

Livre de bord de la migraine

Livre de bord de la migraine

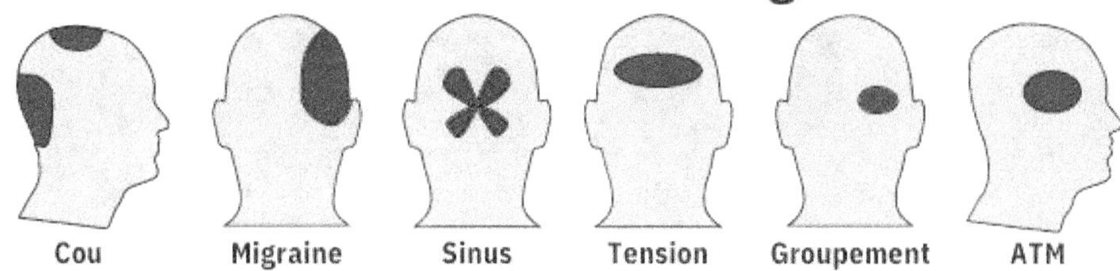

DATE: ______________________   TEMPS [ ]: ______________________

☐ ☐ ☐ ☐ ☐ ☐

Sévérité de la douleur

1	2	3	4	5	6	7	8	9	10

Déclencheurs

☐ La faim   ☐ Insomnie

☐ Lumières vives   ☐ Maladie

☐ Café   ☐ Fatigue

☐ Stress au travail   ☐ Odeurs/ Parfums

☐ Strss à la maison   ☐ Motion

☐ Repas sautés   ☐ Fatigue des yeux

☐ Anxiété   ☐ ______________

Mesures d'allègement

Médicament	
L'eau	
Sommeil	
Exercer	
Autres	
Autres	

Notes:

Livre de bord de la migraine

Livre de bord de la migraine

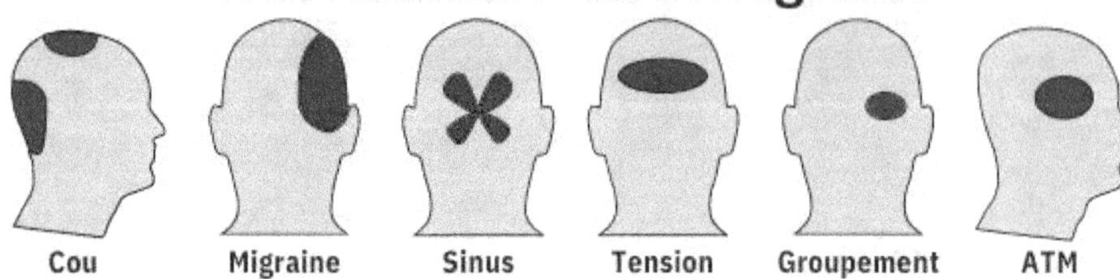

DATE: _______________   **TEMPS [ ]:** _______________

☐ ☐ ☐ ☐ ☐ ☐

Sévérité de la douleur

1	2	3	4	5	6	7	8	9	10

Déclencheurs

☐ La faim   ☐ Insomnie

☐ Lumières vives   ☐ Maladie

☐ Café   ☐ Fatigue

☐ Stress au travail   ☐ Odeurs/ Parfums

☐ Strss à la maison   ☐ Motion

☐ Repas sautés   ☐ Fatigue des yeux

☐ Anxiété   ☐ _______________

Mesures d'allègement

Médicament	
L'eau	
Sommeil	
Exercer	
Autres	
Autres	

Notes: _______________

Livre de bord de la migraine

Livre de bord de la migraine

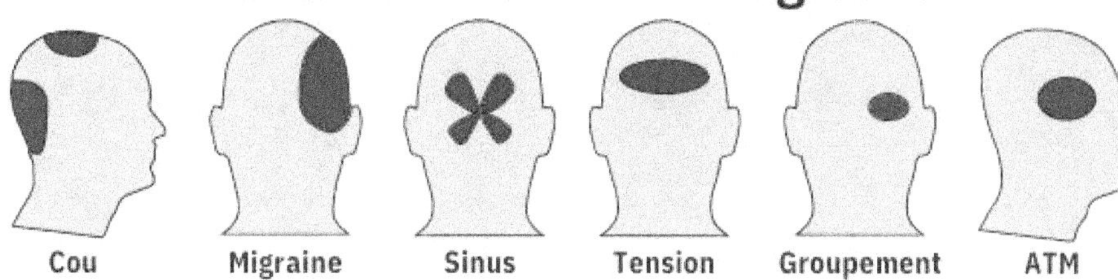

DATE: ______________   **TEMPS [ ]:** ______________

☐   ☐   ☐   ☐   ☐   ☐

Sévérité de la douleur

1	2	3	4	5	6	7	8	9	10

Déclencheurs

☐ La faim   ☐ Insomnie

☐ Lumières vives   ☐ Maladie

☐ Café   ☐ Fatigue

☐ Stress au travail   ☐ Odeurs/ Parfums

☐ Strss à la maison   ☐ Motion

☐ Repas sautés   ☐ Fatigue des yeux

☐ Anxiété   ☐ ______________

Mesures d'allègement

Médicament	
L'eau	
Sommeil	
Exercer	
Autres	
Autres	

Notes: ______________

Livre de bord de la migraine

Livre de bord de la migraine

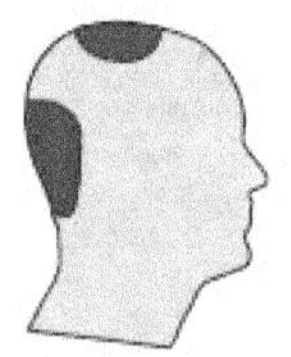 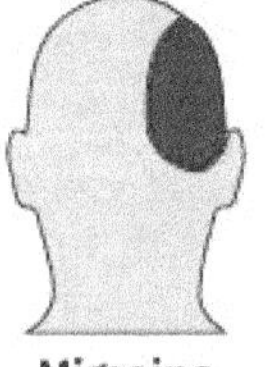 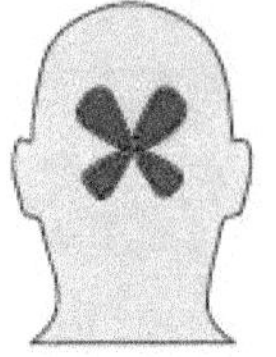 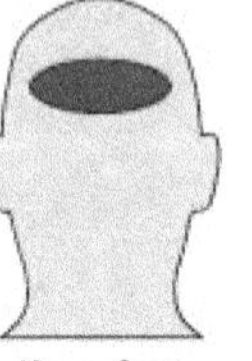 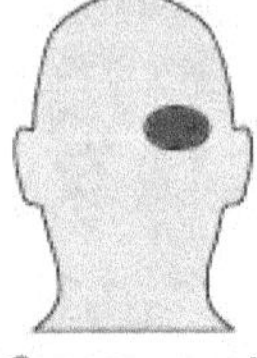 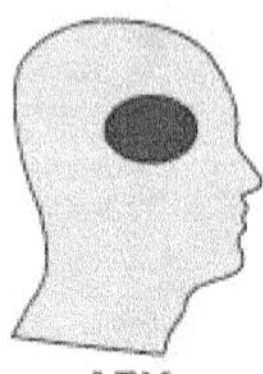

| Cou | Migraine | Sinus | Tension | Groupement | ATM |

DATE: _______________ **TEMPS [ ]:** _______________

☐ ☐ ☐ ☐ ☐ ☐

Sévérité de la douleur

1	2	3	4	5	6	7	8	9	10

Déclencheurs

☐ La faim		☐ Insomnie
☐ Lumières vives		☐ Maladie
☐ Café		☐ Fatigue
☐ Stress au travail		☐ Odeurs/ Parfums
☐ Strss à la maison		☐ Motion
☐ Repas sautés		☐ Fatigue des yeux
☐ Anxiété		☐ _______________

Mesures d'allègement

Médicament	
L'eau	
Sommeil	
Exercer	
Autres	
Autres	

Notes: _______________

Livre de bord de la migraine

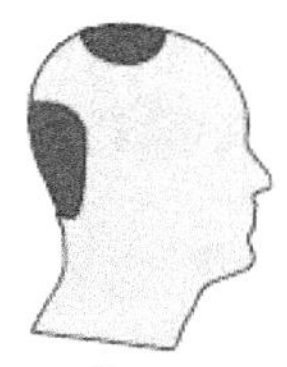 Cou

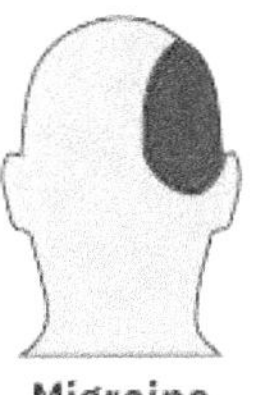 Migraine

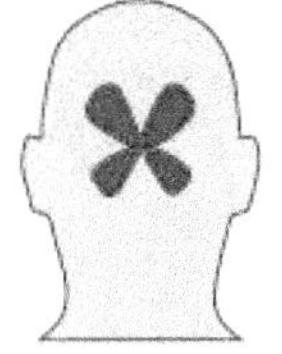 Sinus

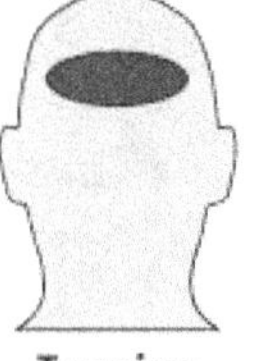 Tension

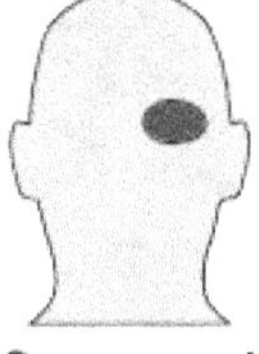 Groupement

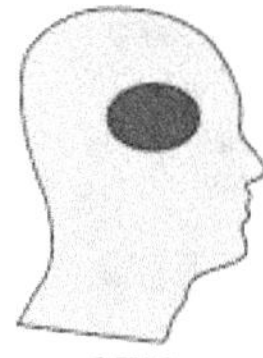 ATM

DATE: ______________________ **TEMPS [ ]:** ______________________

☐ ☐ ☐ ☐ ☐ ☐

Sévérité de la douleur

1	2	3	4	5	6	7	8	9	10

Déclencheurs

☐ La faim   ☐ Insomnie

☐ Lumières vives   ☐ Maladie

☐ Café   ☐ Fatigue

☐ Stress au travail   ☐ Odeurs/ Parfums

☐ Strss à la maison   ☐ Motion

☐ Repas sautés   ☐ Fatigue des yeux

☐ Anxiété   ☐ ______________

Mesures d'allègement

Médicament	
L'eau	
Sommeil	
Exercer	
Autres	
Autres	

Notes:

Livre de bord de la migraine

Livre de bord de la migraine

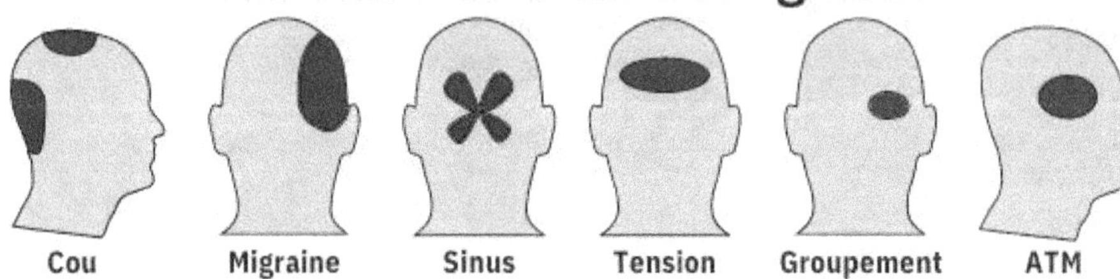

DATE: _______________   TEMPS [ ]: _______________

☐ ☐ ☐ ☐ ☐ ☐

Sévérité de la douleur

1	2	3	4	5	6	7	8	9	10

Déclencheurs

☐ La faim   ☐ Insomnie

☐ Lumières vives   ☐ Maladie

☐ Café   ☐ Fatigue

☐ Stress au travail   ☐ Odeurs/ Parfums

☐ Strss à la maison   ☐ Motion

☐ Repas sautés   ☐ Fatigue des yeux

☐ Anxiété   ☐ _______________

Mesures d'allègement

Médicament	
L'eau	
Sommeil	
Exercer	
Autres	
Autres	

Notes: _______________

Livre de bord de la migraine

Livre de bord de la migraine

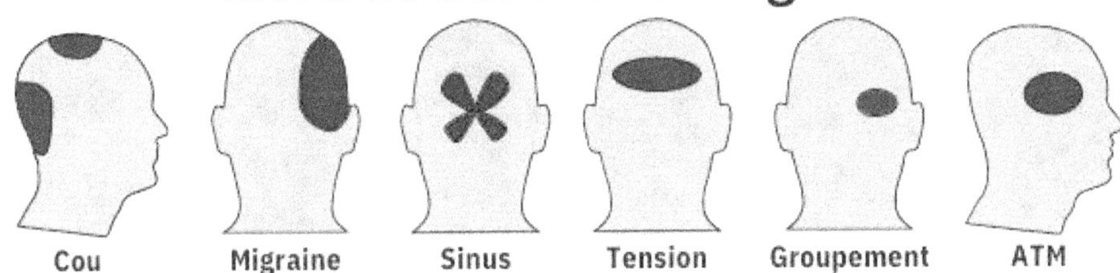

DATE: _______________   TEMPS [ ]: _______________

☐   ☐   ☐   ☐   ☐   ☐

Sévérité de la douleur

1	2	3	4	5	6	7	8	9	10

Déclencheurs

☐ La faim   ☐ Insomnie

☐ Lumières vives   ☐ Maladie

☐ Café   ☐ Fatigue

☐ Stress au travail   ☐ Odeurs/ Parfums

☐ Strss à la maison   ☐ Motion

☐ Repas sautés   ☐ Fatigue des yeux

☐ Anxiété   ☐ _______________

Mesures d'allègement

Médicament	
L'eau	
Sommeil	
Exercer	
Autres	
Autres	

Notes:

Livre de bord de la migraine

Livre de bord de la migraine

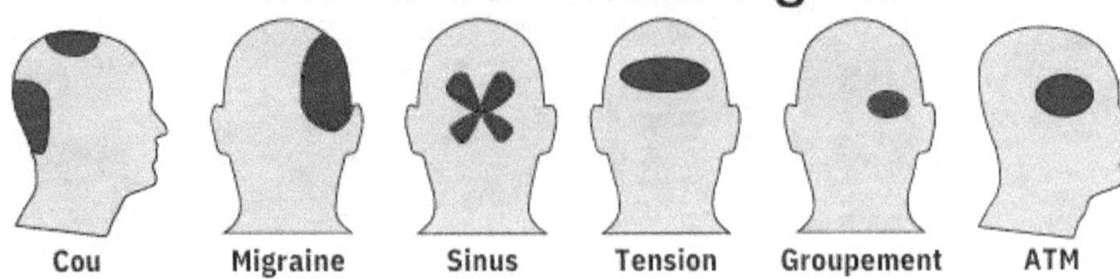

DATE: _______________   TEMPS [ ]: _______________ _______________

Sévérité de la douleur

1	2	3	4	5	6	7	8	9	10

Déclencheurs

☐ La faim   ☐ Insomnie

☐ Lumières vives   ☐ Maladie

☐ Café   ☐ Fatigue

☐ Stress au travail   ☐ Odeurs/ Parfums

☐ Strss à la maison   ☐ Motion

☐ Repas sautés   ☐ Fatigue des yeux

☐ Anxiété   ☐ _______________

Mesures d'allègement

Médicament	
L'eau	
Sommeil	
Exercer	
Autres	
Autres	

Notes: _______________

Livre de bord de la migraine

Livre de bord de la migraine

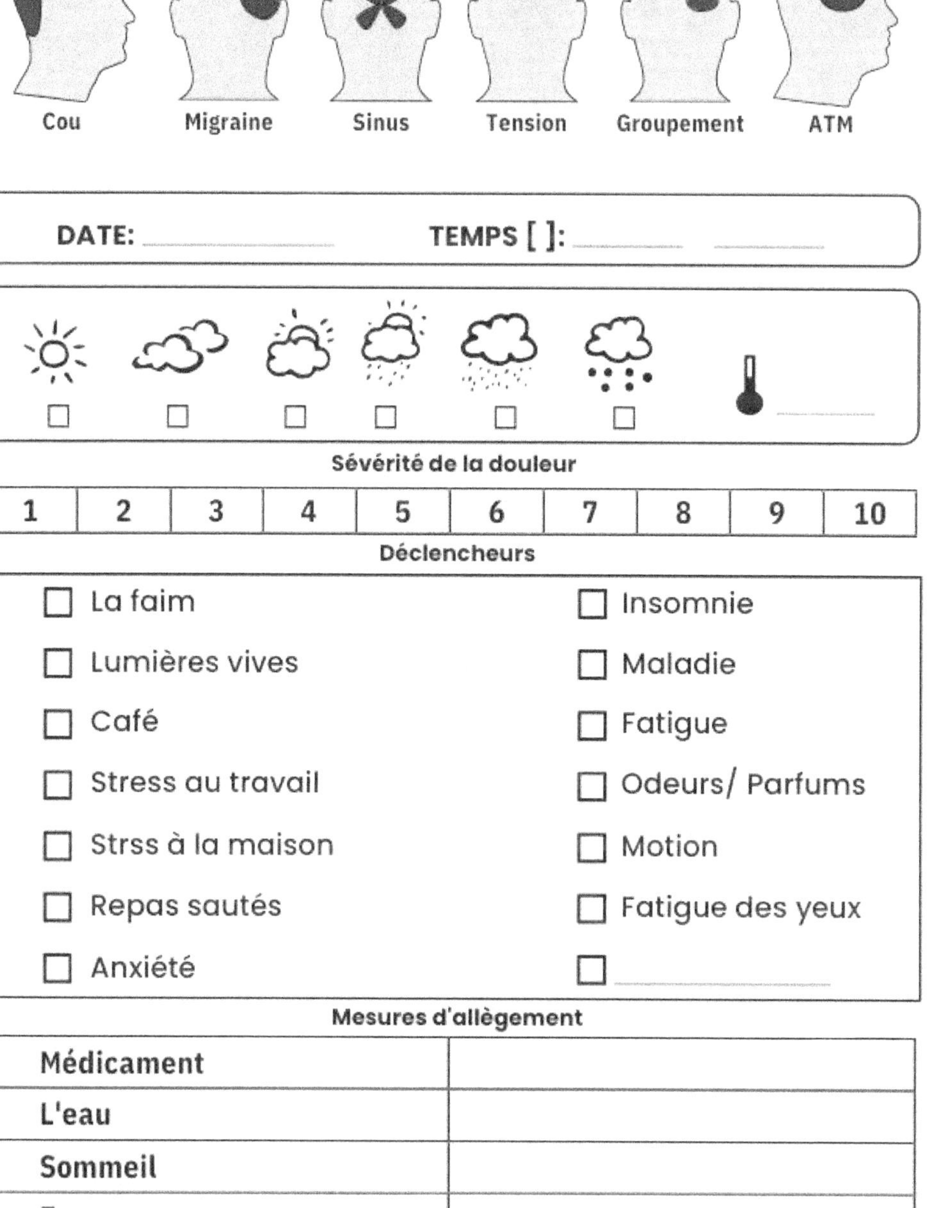

DATE: _______________   **TEMPS [ ]:** _______________

Sévérité de la douleur

1	2	3	4	5	6	7	8	9	10

Déclencheurs

- ☐ La faim
- ☐ Lumières vives
- ☐ Café
- ☐ Stress au travail
- ☐ Strss à la maison
- ☐ Repas sautés
- ☐ Anxiété
- ☐ Insomnie
- ☐ Maladie
- ☐ Fatigue
- ☐ Odeurs/ Parfums
- ☐ Motion
- ☐ Fatigue des yeux
- ☐ _______________

Mesures d'allègement

Médicament	
L'eau	
Sommeil	
Exercer	
Autres	
Autres	

Notes:

Livre de bord de la migraine

Livre de bord de la migraine

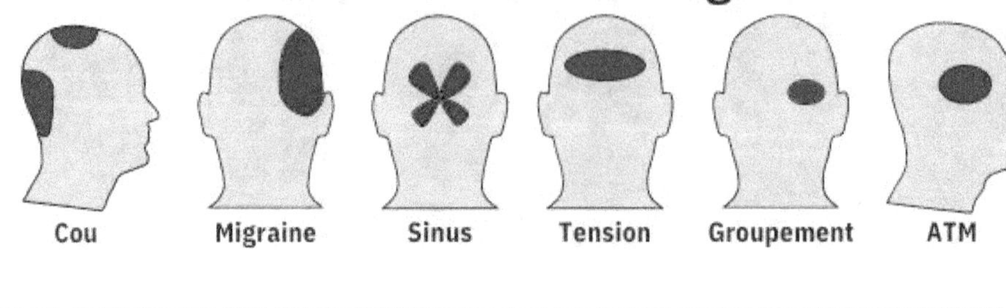

DATE: ________________   TEMPS [ ]: ________________

☐   ☐   ☐   ☐   ☐   ☐

Sévérité de la douleur

1	2	3	4	5	6	7	8	9	10

Déclencheurs

☐ La faim   ☐ Insomnie

☐ Lumières vives   ☐ Maladie

☐ Café   ☐ Fatigue

☐ Stress au travail   ☐ Odeurs/ Parfums

☐ Strss à la maison   ☐ Motion

☐ Repas sautés   ☐ Fatigue des yeux

☐ Anxiété   ☐ ________________

Mesures d'allègement

Médicament	
L'eau	
Sommeil	
Exercer	
Autres	
Autres	

Notes: ________________

Livre de bord de la migraine

Livre de bord de la migraine

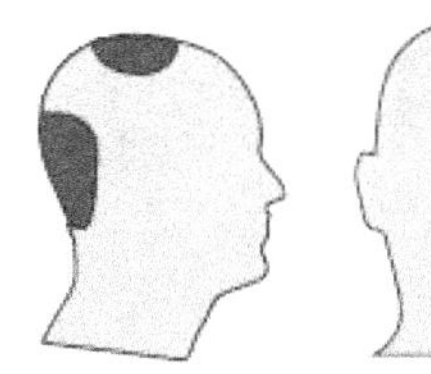 Cou

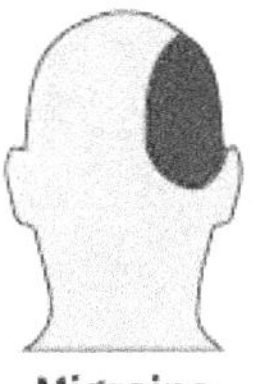 Migraine

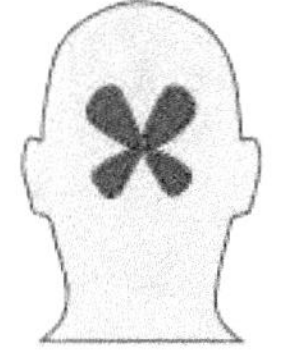 Sinus

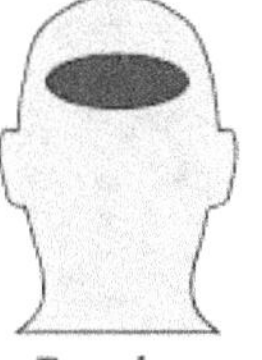 Tension

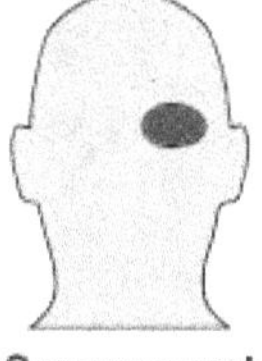 Groupement

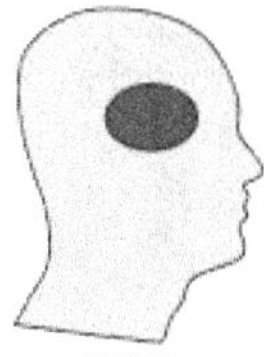 ATM

DATE: ______________   **TEMPS [ ]:** ______________

☐   ☐   ☐   ☐   ☐   ☐

Sévérité de la douleur

1	2	3	4	5	6	7	8	9	10

Déclencheurs

☐ La faim	☐ Insomnie
☐ Lumières vives	☐ Maladie
☐ Café	☐ Fatigue
☐ Stress au travail	☐ Odeurs/ Parfums
☐ Strss à la maison	☐ Motion
☐ Repas sautés	☐ Fatigue des yeux
☐ Anxiété	☐ ______________

Mesures d'allègement

Médicament	
L'eau	
Sommeil	
Exercer	
Autres	
Autres	

Notes:

Livre de bord de la migraine

Livre de bord de la migraine

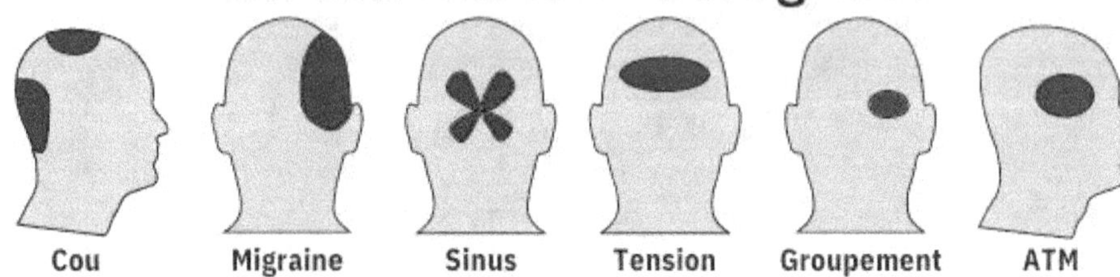

DATE: _______________   TEMPS [ ]: _______________

Sévérité de la douleur

1	2	3	4	5	6	7	8	9	10

Déclencheurs

☐ La faim   ☐ Insomnie

☐ Lumières vives   ☐ Maladie

☐ Café   ☐ Fatigue

☐ Stress au travail   ☐ Odeurs/ Parfums

☐ Strss à la maison   ☐ Motion

☐ Repas sautés   ☐ Fatigue des yeux

☐ Anxiété   ☐ _______________

Mesures d'allègement

Médicament	
L'eau	
Sommeil	
Exercer	
Autres	
Autres	

Notes: _______________

Livre de bord de la migraine

Livre de bord de la migraine

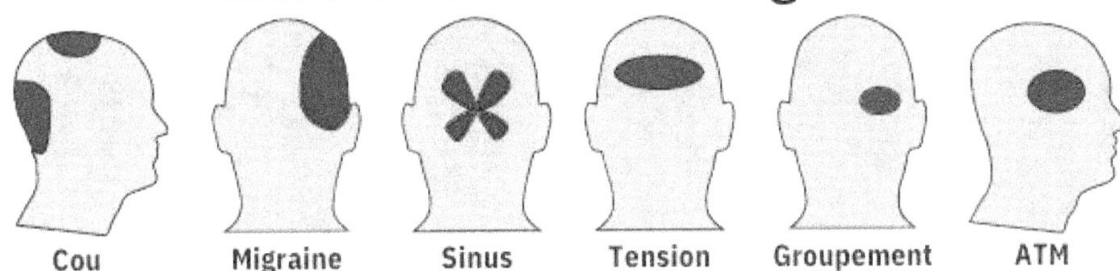

DATE: _____________   TEMPS [ ]: _____________

Sévérité de la douleur

1	2	3	4	5	6	7	8	9	10

Déclencheurs

☐ La faim	☐ Insomnie
☐ Lumières vives	☐ Maladie
☐ Café	☐ Fatigue
☐ Stress au travail	☐ Odeurs/ Parfums
☐ Strss à la maison	☐ Motion
☐ Repas sautés	☐ Fatigue des yeux
☐ Anxiété	☐ _____________

Mesures d'allègement

Médicament	
L'eau	
Sommeil	
Exercer	
Autres	
Autres	

Notes:

Livre de bord de la migraine

Livre de bord de la migraine

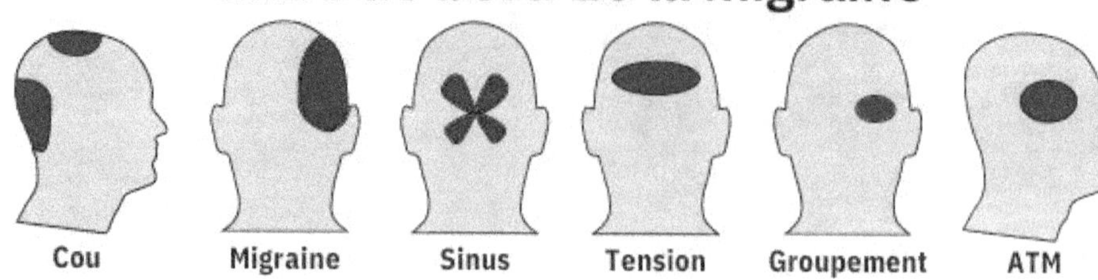

DATE: _______________   TEMPS [ ]: _______________

Sévérité de la douleur

1	2	3	4	5	6	7	8	9	10

Déclencheurs

☐ La faim   ☐ Insomnie

☐ Lumières vives   ☐ Maladie

☐ Café   ☐ Fatigue

☐ Stress au travail   ☐ Odeurs/ Parfums

☐ Strss à la maison   ☐ Motion

☐ Repas sautés   ☐ Fatigue des yeux

☐ Anxiété   ☐ _______________

Mesures d'allègement

Médicament	
L'eau	
Sommeil	
Exercer	
Autres	
Autres	

Notes: _______________

Livre de bord de la migraine

Livre de bord de la migraine

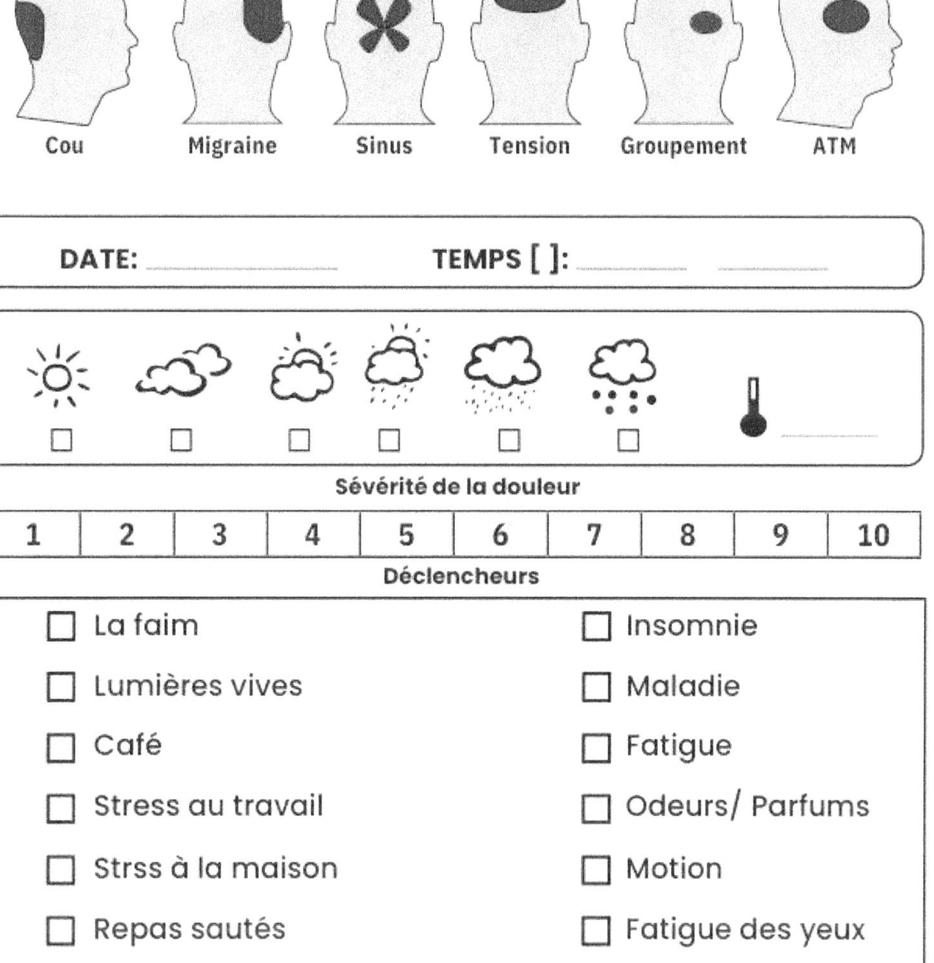

DATE: _____________   TEMPS [ ]: _____________

Sévérité de la douleur

1	2	3	4	5	6	7	8	9	10

Déclencheurs

- ☐ La faim
- ☐ Lumières vives
- ☐ Café
- ☐ Stress au travail
- ☐ Strss à la maison
- ☐ Repas sautés
- ☐ Anxiété

- ☐ Insomnie
- ☐ Maladie
- ☐ Fatigue
- ☐ Odeurs/ Parfums
- ☐ Motion
- ☐ Fatigue des yeux
- ☐ _____________

Mesures d'allègement

Médicament	
L'eau	
Sommeil	
Exercer	
Autres	
Autres	

Notes:

Livre de bord de la migraine

Livre de bord de la migraine

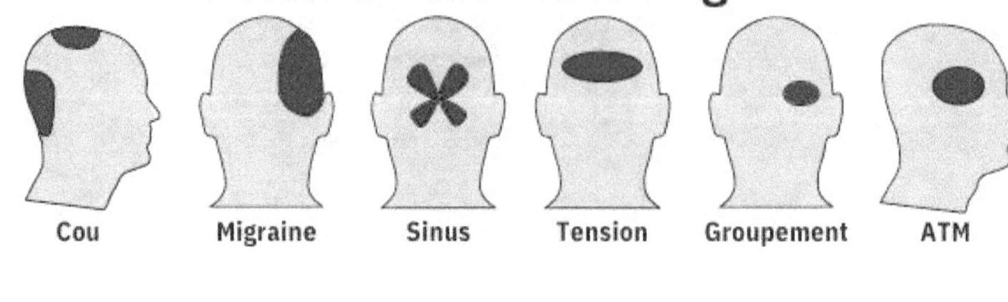

DATE: _______________   TEMPS [ ]: _______________ ____________

Sévérité de la douleur

1	2	3	4	5	6	7	8	9	10

Déclencheurs

☐ La faim ☐ Insomnie

☐ Lumières vives ☐ Maladie

☐ Café ☐ Fatigue

☐ Stress au travail ☐ Odeurs/ Parfums

☐ Strss à la maison ☐ Motion

☐ Repas sautés ☐ Fatigue des yeux

☐ Anxiété ☐ _______________

Mesures d'allègement

Médicament	
L'eau	
Sommeil	
Exercer	
Autres	
Autres	

Notes: _______________

Livre de bord de la migraine

Livre de bord de la migraine

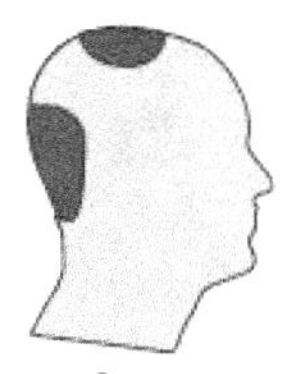 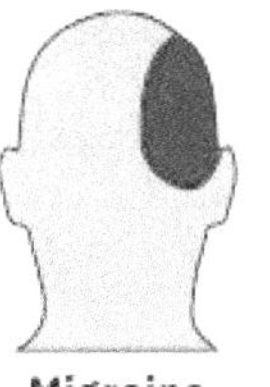 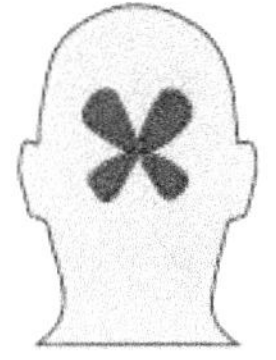 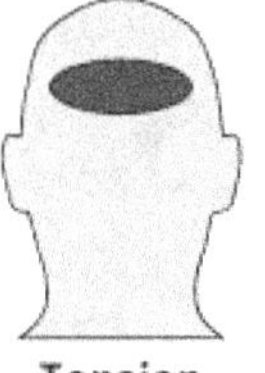 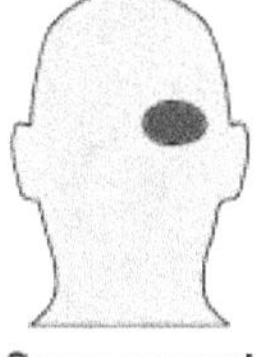 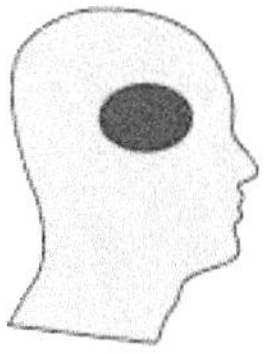

| Cou | Migraine | Sinus | Tension | Groupement | ATM |

DATE: _______________ **TEMPS [ ]:** _______________

☐ ☐ ☐ ☐ ☐ ☐

Sévérité de la douleur

| 1 | 2 | 3 | 4 | 5 | 6 | 7 | 8 | 9 | 10 |

Déclencheurs

☐ La faim ☐ Insomnie

☐ Lumières vives ☐ Maladie

☐ Café ☐ Fatigue

☐ Stress au travail ☐ Odeurs/ Parfums

☐ Strss à la maison ☐ Motion

☐ Repas sautés ☐ Fatigue des yeux

☐ Anxiété ☐ _______________

Mesures d'allègement

Médicament	
L'eau	
Sommeil	
Exercer	
Autres	
Autres	

Notes:

Livre de bord de la migraine

Livre de bord de la migraine

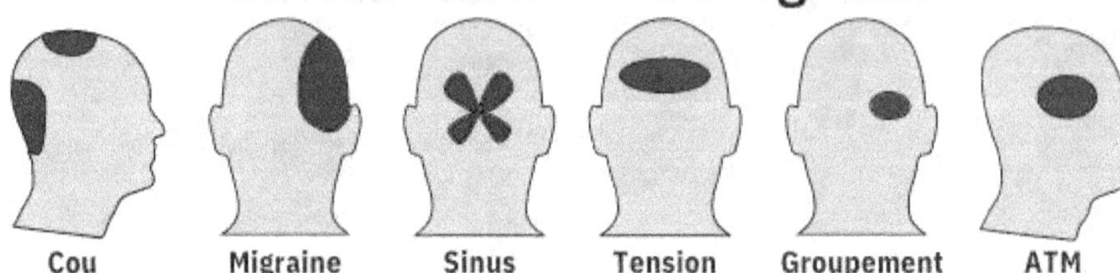

DATE: __________________   TEMPS [ ]: __________________

Sévérité de la douleur

1	2	3	4	5	6	7	8	9	10

Déclencheurs

☐ La faim	☐ Insomnie
☐ Lumières vives	☐ Maladie
☐ Café	☐ Fatigue
☐ Stress au travail	☐ Odeurs/ Parfums
☐ Strss à la maison	☐ Motion
☐ Repas sautés	☐ Fatigue des yeux
☐ Anxiété	☐ __________

Mesures d'allègement

Médicament	
L'eau	
Sommeil	
Exercer	
Autres	
Autres	

Notes:

Livre de bord de la migraine

Livre de bord de la migraine

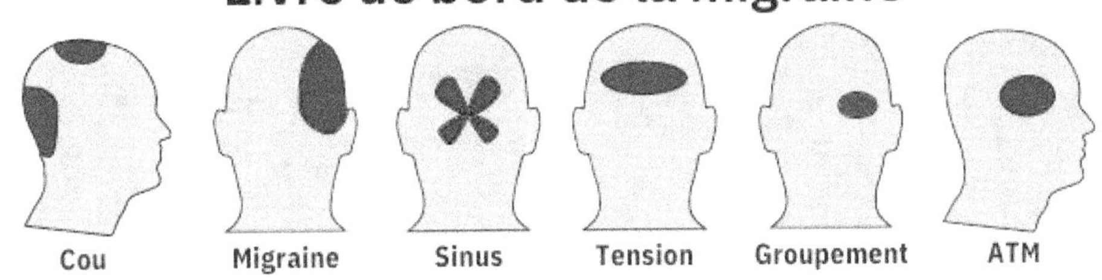

DATE: __________________   TEMPS [ ]: __________________

Sévérité de la douleur

1	2	3	4	5	6	7	8	9	10

Déclencheurs

☐ La faim   ☐ Insomnie

☐ Lumières vives   ☐ Maladie

☐ Café   ☐ Fatigue

☐ Stress au travail   ☐ Odeurs/ Parfums

☐ Strss à la maison   ☐ Motion

☐ Repas sautés   ☐ Fatigue des yeux

☐ Anxiété   ☐ __________________

Mesures d'allègement

Médicament	
L'eau	
Sommeil	
Exercer	
Autres	
Autres	

Notes:

Livre de bord de la migraine

Livre de bord de la migraine

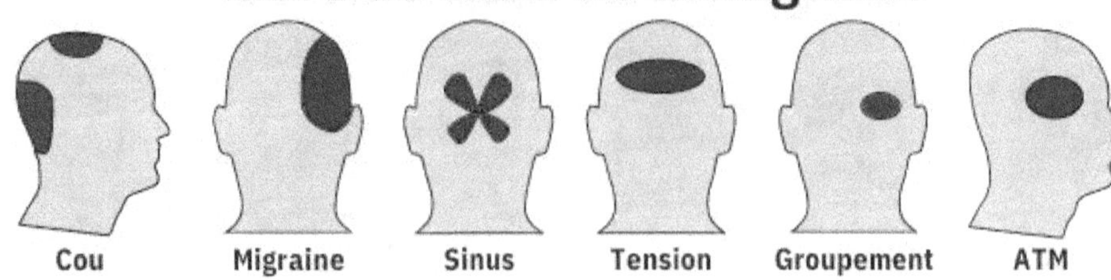

DATE: _______________   TEMPS [ ]: _______________   _______________

☐   ☐   ☐   ☐   ☐   ☐   _______________

Sévérité de la douleur

1	2	3	4	5	6	7	8	9	10

Déclencheurs

☐ La faim   ☐ Insomnie

☐ Lumières vives   ☐ Maladie

☐ Café   ☐ Fatigue

☐ Stress au travail   ☐ Odeurs/ Parfums

☐ Strss à la maison   ☐ Motion

☐ Repas sautés   ☐ Fatigue des yeux

☐ Anxiété   ☐ _______________

Mesures d'allègement

Médicament	
L'eau	
Sommeil	
Exercer	
Autres	
Autres	

Notes: _______________________________

Livre de bord de la migraine

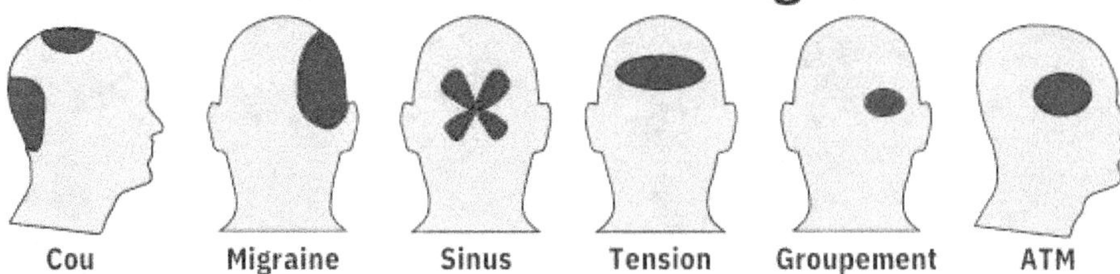

DATE: _______________   TEMPS [ ]: _______________

Sévérité de la douleur

1	2	3	4	5	6	7	8	9	10

Déclencheurs

☐ La faim
☐ Lumières vives
☐ Café
☐ Stress au travail
☐ Strss à la maison
☐ Repas sautés
☐ Anxiété

☐ Insomnie
☐ Maladie
☐ Fatigue
☐ Odeurs/ Parfums
☐ Motion
☐ Fatigue des yeux
☐ _______________

Mesures d'allègement

Médicament	
L'eau	
Sommeil	
Exercer	
Autres	
Autres	

Notes:

Livre de bord de la migraine

Livre de bord de la migraine

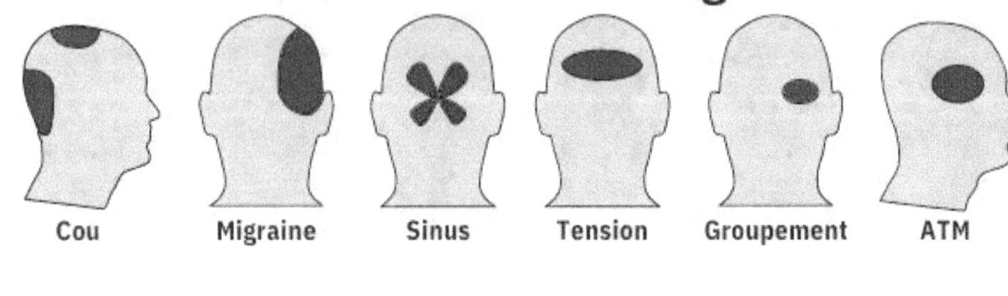

DATE: _______________ TEMPS [ ]: _______________

Sévérité de la douleur

1	2	3	4	5	6	7	8	9	10

Déclencheurs

☐ La faim	☐ Insomnie
☐ Lumières vives	☐ Maladie
☐ Café	☐ Fatigue
☐ Stress au travail	☐ Odeurs/ Parfums
☐ Strss à la maison	☐ Motion
☐ Repas sautés	☐ Fatigue des yeux
☐ Anxiété	☐ _______________

Mesures d'allègement

Médicament	
L'eau	
Sommeil	
Exercer	
Autres	
Autres	

Notes: _______________

Livre de bord de la migraine

Livre de bord de la migraine

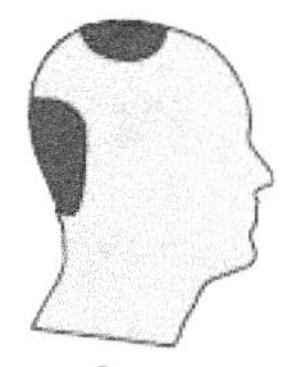
Cou

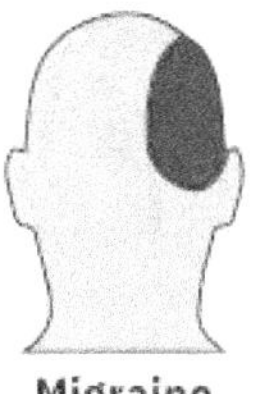
Migraine

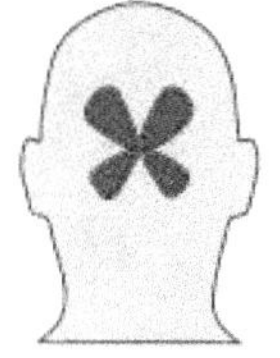
Sinus

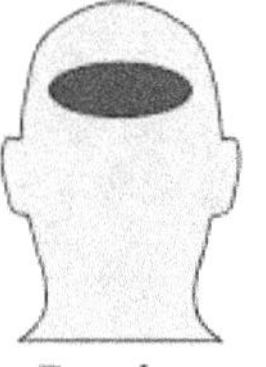
Tension

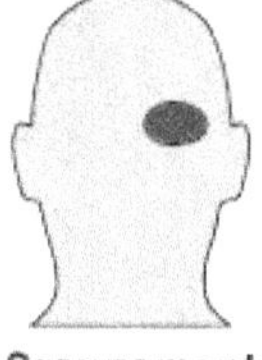
Groupement

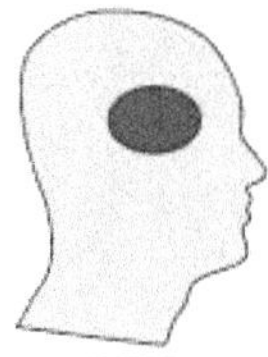
ATM

DATE: _______________ **TEMPS [ ]:** _______________

☐   ☐   ☐   ☐   ☐   ☐

Sévérité de la douleur

1	2	3	4	5	6	7	8	9	10

Déclencheurs

☐ La faim   ☐ Insomnie

☐ Lumières vives   ☐ Maladie

☐ Café   ☐ Fatigue

☐ Stress au travail   ☐ Odeurs/ Parfums

☐ Strss à la maison   ☐ Motion

☐ Repas sautés   ☐ Fatigue des yeux

☐ Anxiété   ☐ _______________

Mesures d'allègement

Médicament	
L'eau	
Sommeil	
Exercer	
Autres	
Autres	

Notes:

Livre de bord de la migraine

Livre de bord de la migraine

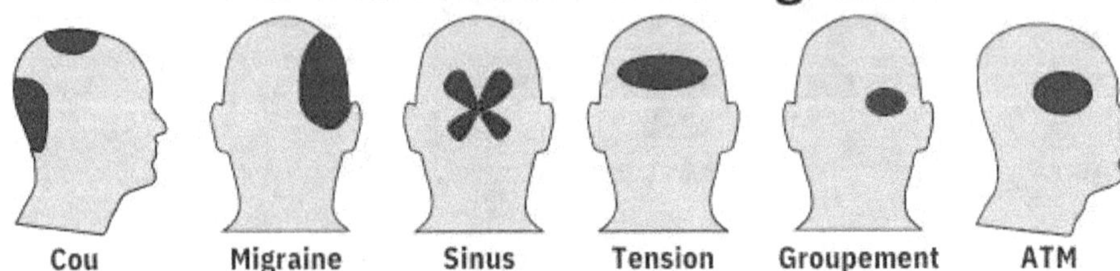

DATE: _______________   TEMPS [ ]: _______________

Sévérité de la douleur

1	2	3	4	5	6	7	8	9	10

Déclencheurs

☐ La faim	☐ Insomnie
☐ Lumières vives	☐ Maladie
☐ Café	☐ Fatigue
☐ Stress au travail	☐ Odeurs/ Parfums
☐ Strss à la maison	☐ Motion
☐ Repas sautés	☐ Fatigue des yeux
☐ Anxiété	☐ _______________

Mesures d'allègement

Médicament	
L'eau	
Sommeil	
Exercer	
Autres	
Autres	

Notes: _______________

Livre de bord de la migraine

Livre de bord de la migraine

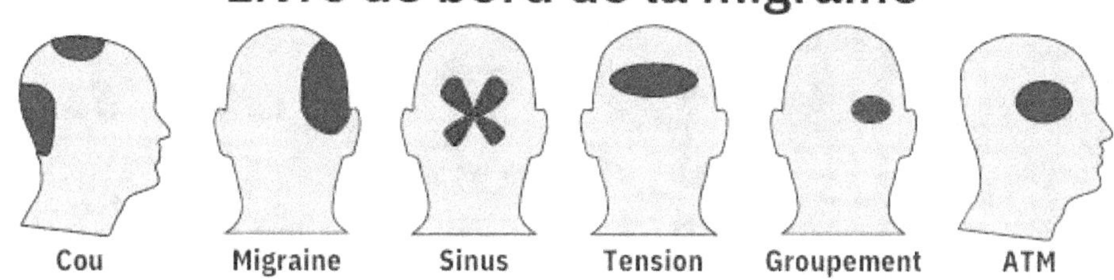

DATE: _________________   TEMPS [ ]: _________________

Sévérité de la douleur

1	2	3	4	5	6	7	8	9	10

Déclencheurs

- ☐ La faim
- ☐ Lumières vives
- ☐ Café
- ☐ Stress au travail
- ☐ Strss à la maison
- ☐ Repas sautés
- ☐ Anxiété

- ☐ Insomnie
- ☐ Maladie
- ☐ Fatigue
- ☐ Odeurs/ Parfums
- ☐ Motion
- ☐ Fatigue des yeux
- ☐ _______________

Mesures d'allègement

Médicament	
L'eau	
Sommeil	
Exercer	
Autres	
Autres	

Notes:

Livre de bord de la migraine

Livre de bord de la migraine

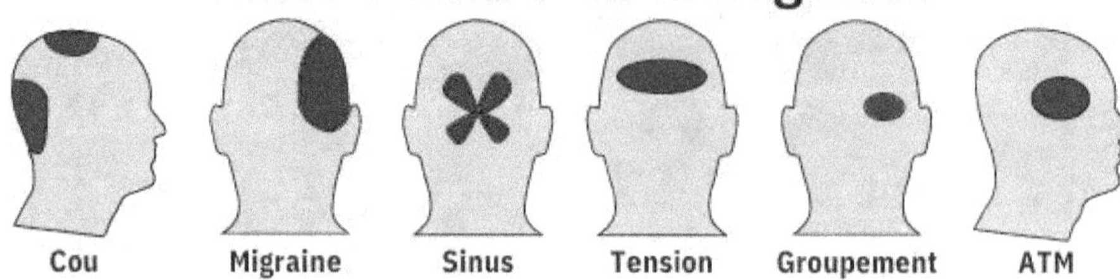

DATE: __________________   TEMPS [ ]: __________   __________

Sévérité de la douleur

1	2	3	4	5	6	7	8	9	10

Déclencheurs

☐ La faim   ☐ Insomnie

☐ Lumières vives   ☐ Maladie

☐ Café   ☐ Fatigue

☐ Stress au travail   ☐ Odeurs/ Parfums

☐ Strss à la maison   ☐ Motion

☐ Repas sautés   ☐ Fatigue des yeux

☐ Anxiété   ☐ __________

Mesures d'allègement

Médicament	
L'eau	
Sommeil	
Exercer	
Autres	
Autres	

Notes: __________________

Livre de bord de la migraine

Livre de bord de la migraine

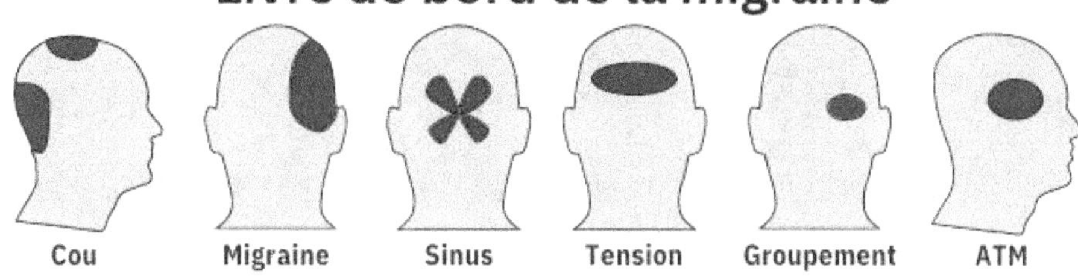

DATE: _______________   TEMPS [ ]: _______________

Sévérité de la douleur

1	2	3	4	5	6	7	8	9	10

Déclencheurs

- ☐ La faim
- ☐ Lumières vives
- ☐ Café
- ☐ Stress au travail
- ☐ Strss à la maison
- ☐ Repas sautés
- ☐ Anxiété

- ☐ Insomnie
- ☐ Maladie
- ☐ Fatigue
- ☐ Odeurs/ Parfums
- ☐ Motion
- ☐ Fatigue des yeux
- ☐ _______________

Mesures d'allègement

Médicament	
L'eau	
Sommeil	
Exercer	
Autres	
Autres	

Notes:

Livre de bord de la migraine

Livre de bord de la migraine

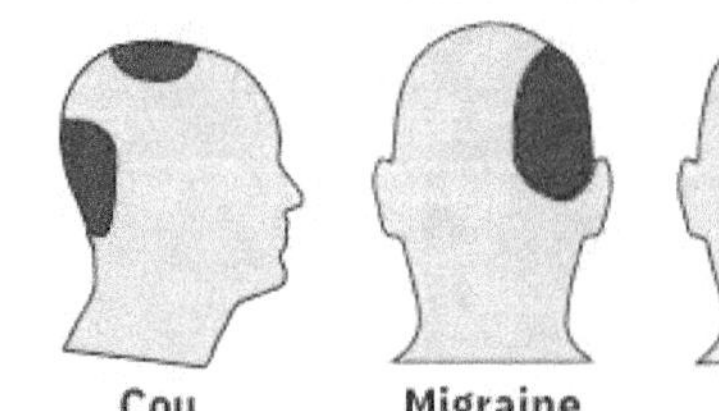
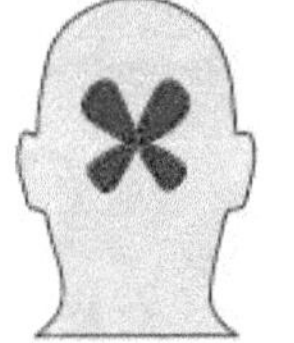
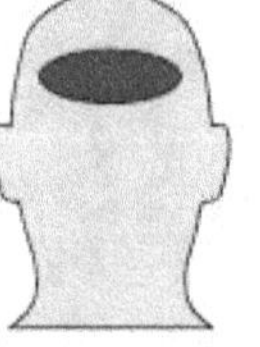
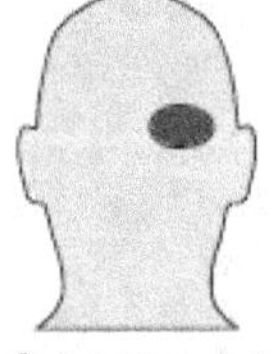
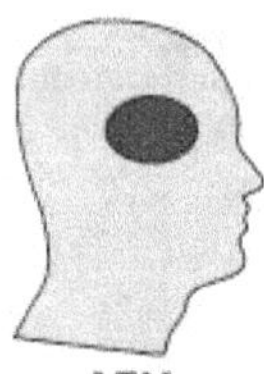

| Cou | Migraine | Sinus | Tension | Groupement | ATM |

DATE: _______________   **TEMPS [ ]:** _______________

Sévérité de la douleur

1	2	3	4	5	6	7	8	9	10

Déclencheurs

- ☐ La faim
- ☐ Lumières vives
- ☐ Café
- ☐ Stress au travail
- ☐ Strss à la maison
- ☐ Repas sautés
- ☐ Anxiété

- ☐ Insomnie
- ☐ Maladie
- ☐ Fatigue
- ☐ Odeurs/ Parfums
- ☐ Motion
- ☐ Fatigue des yeux
- ☐ _______________

Mesures d'allègement

Médicament	
L'eau	
Sommeil	
Exercer	
Autres	
Autres	

Notes: _______________

Livre de bord de la migraine

Livre de bord de la migraine

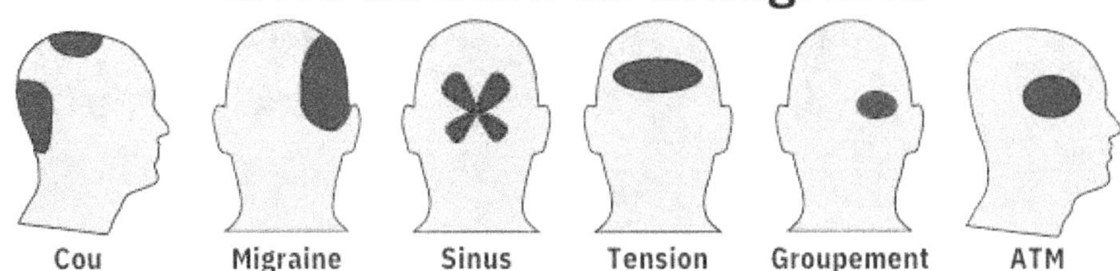

DATE: _____________   TEMPS [ ]: _____________

☐   ☐   ☐   ☐   ☐   ☐

Sévérité de la douleur

1	2	3	4	5	6	7	8	9	10

Déclencheurs

☐ La faim   ☐ Insomnie

☐ Lumières vives   ☐ Maladie

☐ Café   ☐ Fatigue

☐ Stress au travail   ☐ Odeurs/ Parfums

☐ Strss à la maison   ☐ Motion

☐ Repas sautés   ☐ Fatigue des yeux

☐ Anxiété   ☐ _____________

Mesures d'allègement

Médicament	
L'eau	
Sommeil	
Exercer	
Autres	
Autres	

Notes:

Livre de bord de la migraine

Livre de bord de la migraine

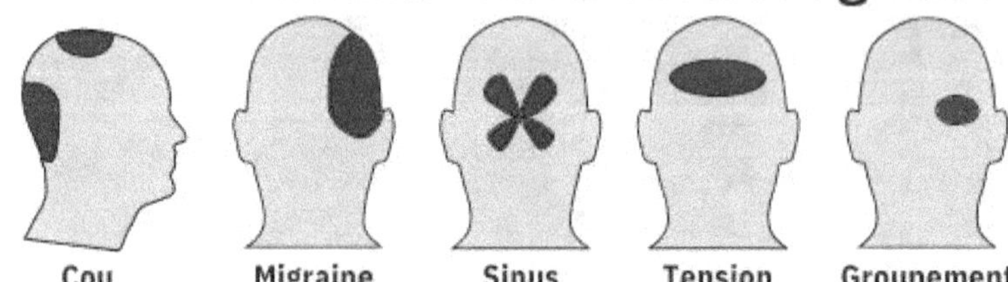

DATE: ______________ TEMPS [ ]: ______________

Sévérité de la douleur

1	2	3	4	5	6	7	8	9	10

Déclencheurs

☐ La faim	☐ Insomnie
☐ Lumières vives	☐ Maladie
☐ Café	☐ Fatigue
☐ Stress au travail	☐ Odeurs/ Parfums
☐ Strss à la maison	☐ Motion
☐ Repas sautés	☐ Fatigue des yeux
☐ Anxiété	☐ ______________

Mesures d'allègement

Médicament	
L'eau	
Sommeil	
Exercer	
Autres	
Autres	

Notes: ______________

Livre de bord de la migraine

Livre de bord de la migraine

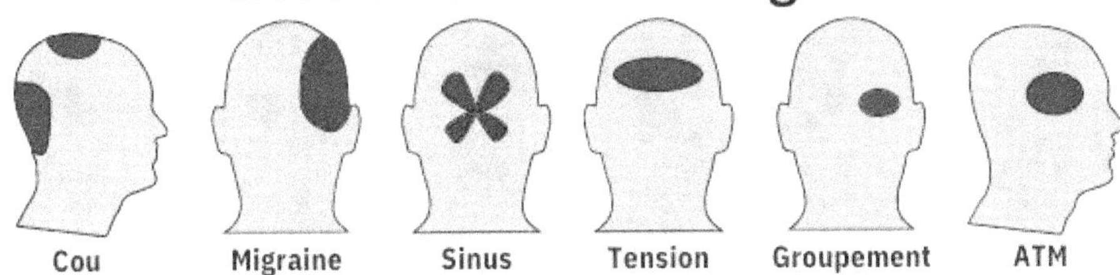

| Cou | Migraine | Sinus | Tension | Groupement | ATM |

DATE: _____________   **TEMPS [ ]:** _____________

☐   ☐   ☐   ☐   ☐   ☐

Sévérité de la douleur

| 1 | 2 | 3 | 4 | 5 | 6 | 7 | 8 | 9 | 10 |

Déclencheurs

☐ La faim   ☐ Insomnie

☐ Lumières vives   ☐ Maladie

☐ Café   ☐ Fatigue

☐ Stress au travail   ☐ Odeurs/ Parfums

☐ Strss à la maison   ☐ Motion

☐ Repas sautés   ☐ Fatigue des yeux

☐ Anxiété   ☐ _____________

Mesures d'allègement

Médicament	
L'eau	
Sommeil	
Exercer	
Autres	
Autres	

Notes: _____________

Livre de bord de la migraine

Livre de bord de la migraine

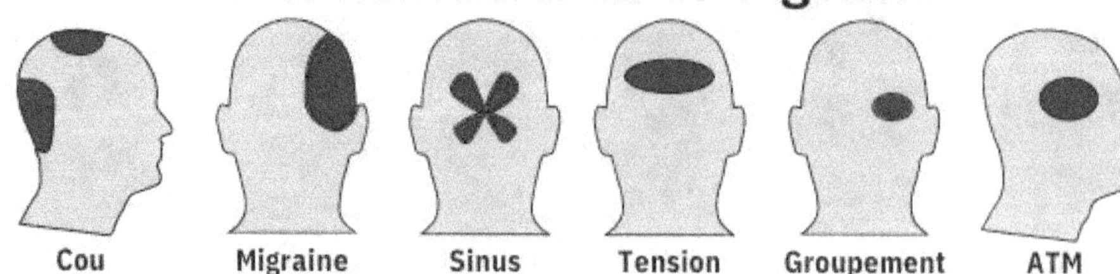

DATE: _______________   TEMPS [ ]: _______________ _______________

Sévérité de la douleur

1	2	3	4	5	6	7	8	9	10

Déclencheurs

☐ La faim	☐ Insomnie
☐ Lumières vives	☐ Maladie
☐ Café	☐ Fatigue
☐ Stress au travail	☐ Odeurs/ Parfums
☐ Strss à la maison	☐ Motion
☐ Repas sautés	☐ Fatigue des yeux
☐ Anxiété	☐ _______________

Mesures d'allègement

Médicament	
L'eau	
Sommeil	
Exercer	
Autres	
Autres	

Notes: _______________

Livre de bord de la migraine

Livre de bord de la migraine

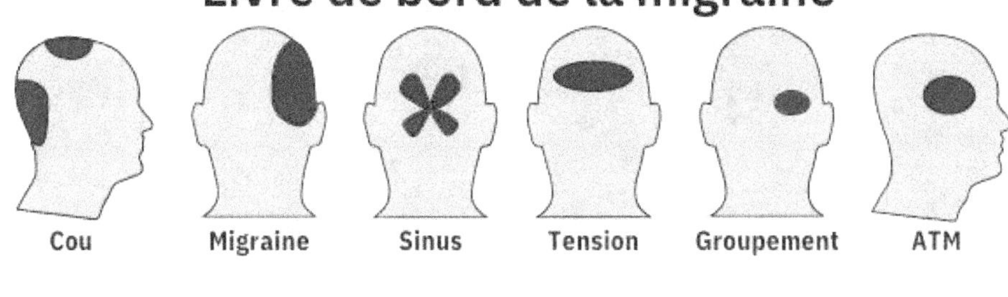

DATE: _______________   TEMPS [ ]: _______________

Sévérité de la douleur

| 1 | 2 | 3 | 4 | 5 | 6 | 7 | 8 | 9 | 10 |

Déclencheurs

☐ La faim		☐ Insomnie
☐ Lumières vives		☐ Maladie
☐ Café		☐ Fatigue
☐ Stress au travail		☐ Odeurs/ Parfums
☐ Strss à la maison		☐ Motion
☐ Repas sautés		☐ Fatigue des yeux
☐ Anxiété		☐ _______________

Mesures d'allègement

Médicament	
L'eau	
Sommeil	
Exercer	
Autres	
Autres	

Notes: _______________

Livre de bord de la migraine

Livre de bord de la migraine

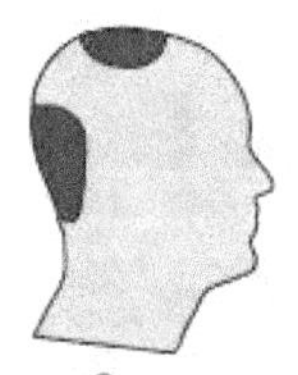
Cou

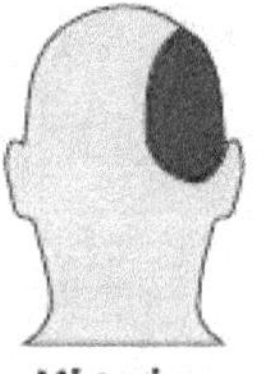
Migraine

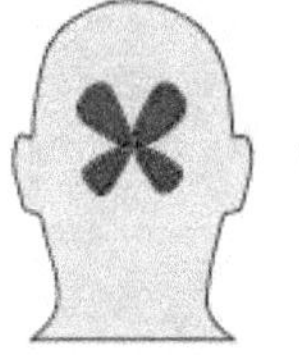
Sinus

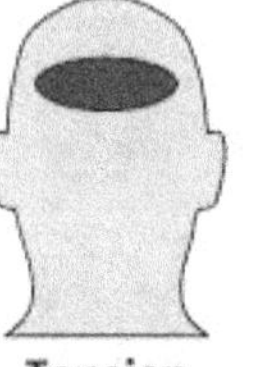
Tension

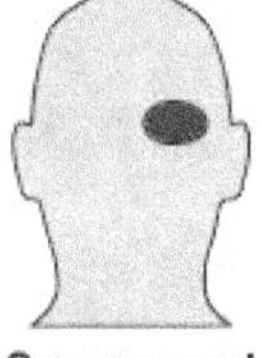
Groupement

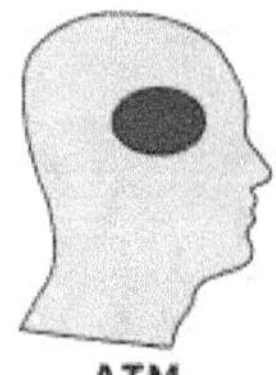
ATM

DATE: _______________   TEMPS [ ]: _______________

Sévérité de la douleur

1	2	3	4	5	6	7	8	9	10

Déclencheurs

- ☐ La faim
- ☐ Lumières vives
- ☐ Café
- ☐ Stress au travail
- ☐ Strss à la maison
- ☐ Repas sautés
- ☐ Anxiété

- ☐ Insomnie
- ☐ Maladie
- ☐ Fatigue
- ☐ Odeurs/ Parfums
- ☐ Motion
- ☐ Fatigue des yeux
- ☐ _______________

Mesures d'allègement

Médicament	
L'eau	
Sommeil	
Exercer	
Autres	
Autres	

Notes: _______________

Livre de bord de la migraine

Livre de bord de la migraine

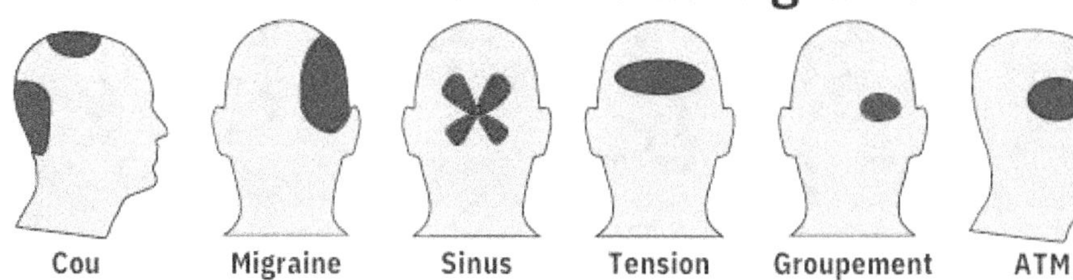

DATE: _______________   TEMPS [ ]: _______________

Sévérité de la douleur

1	2	3	4	5	6	7	8	9	10

Déclencheurs

☐ La faim	☐ Insomnie
☐ Lumières vives	☐ Maladie
☐ Café	☐ Fatigue
☐ Stress au travail	☐ Odeurs/ Parfums
☐ Strss à la maison	☐ Motion
☐ Repas sautés	☐ Fatigue des yeux
☐ Anxiété	☐ _______________

Mesures d'allègement

Médicament	
L'eau	
Sommeil	
Exercer	
Autres	
Autres	

Notes:

Livre de bord de la migraine

Livre de bord de la migraine

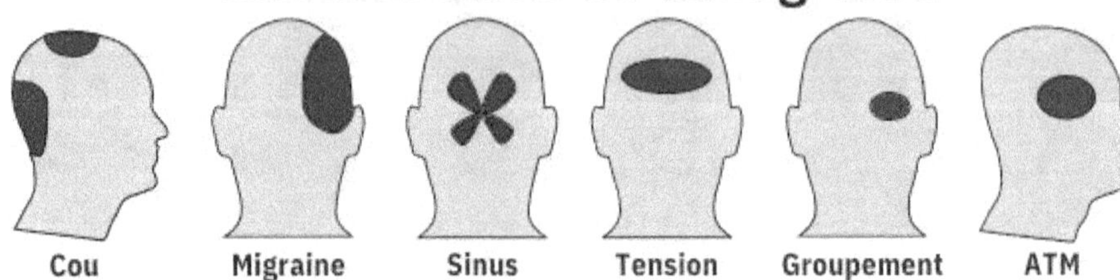

DATE: _____________   TEMPS [ ]: _____________

☀ ☐   ⛅ ☐   🌥 ☐   🌦 ☐   ☁ ☐   🌨 ☐   🌡 _____

Sévérité de la douleur

| 1 | 2 | 3 | 4 | 5 | 6 | 7 | 8 | 9 | 10 |

Déclencheurs

☐ La faim	☐ Insomnie
☐ Lumières vives	☐ Maladie
☐ Café	☐ Fatigue
☐ Stress au travail	☐ Odeurs/ Parfums
☐ Strss à la maison	☐ Motion
☐ Repas sautés	☐ Fatigue des yeux
☐ Anxiété	☐ _____________

Mesures d'allègement

Médicament	
L'eau	
Sommeil	
Exercer	
Autres	
Autres	

Notes: _____________

Livre de bord de la migraine

Livre de bord de la migraine

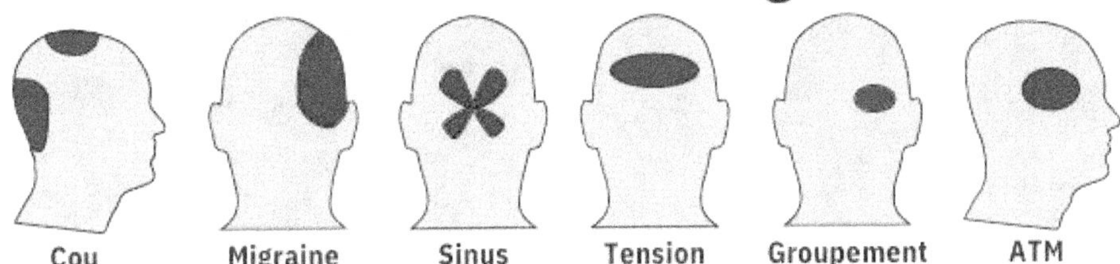

DATE: _____________   TEMPS [ ]: _____________

Sévérité de la douleur

1	2	3	4	5	6	7	8	9	10

Déclencheurs

☐ La faim	☐ Insomnie
☐ Lumières vives	☐ Maladie
☐ Café	☐ Fatigue
☐ Stress au travail	☐ Odeurs/ Parfums
☐ Strss à la maison	☐ Motion
☐ Repas sautés	☐ Fatigue des yeux
☐ Anxiété	☐ _____________

Mesures d'allègement

Médicament	
L'eau	
Sommeil	
Exercer	
Autres	
Autres	

Notes:

Livre de bord de la migraine

Livre de bord de la migraine

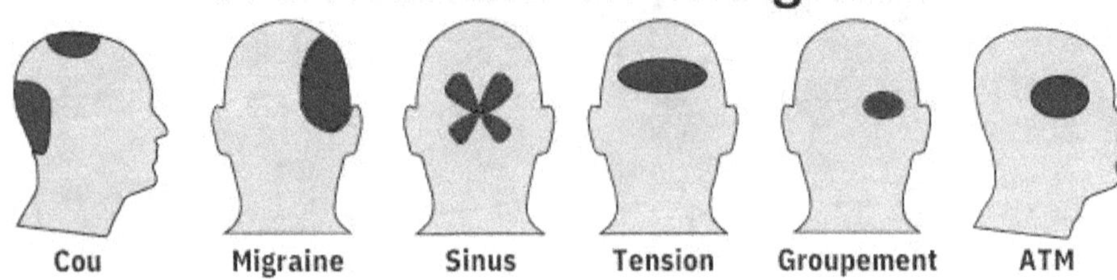

DATE: __________________   TEMPS [ ]: __________________ __________________

Sévérité de la douleur

1	2	3	4	5	6	7	8	9	10

Déclencheurs

☐ La faim   ☐ Insomnie

☐ Lumières vives   ☐ Maladie

☐ Café   ☐ Fatigue

☐ Stress au travail   ☐ Odeurs/ Parfums

☐ Strss à la maison   ☐ Motion

☐ Repas sautés   ☐ Fatigue des yeux

☐ Anxiété   ☐ __________________

Mesures d'allègement

Médicament	
L'eau	
Sommeil	
Exercer	
Autres	
Autres	

Notes: __________________

Livre de bord de la migraine

Livre de bord de la migraine

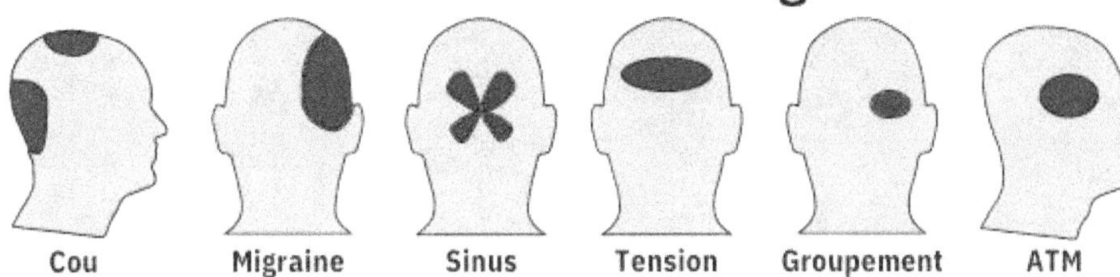

DATE: _______________   TEMPS [ ]: _______________

Sévérité de la douleur

1	2	3	4	5	6	7	8	9	10

Déclencheurs

- ☐ La faim
- ☐ Lumières vives
- ☐ Café
- ☐ Stress au travail
- ☐ Strss à la maison
- ☐ Repas sautés
- ☐ Anxiété

- ☐ Insomnie
- ☐ Maladie
- ☐ Fatigue
- ☐ Odeurs/ Parfums
- ☐ Motion
- ☐ Fatigue des yeux
- ☐ _______________

Mesures d'allègement

Médicament	
L'eau	
Sommeil	
Exercer	
Autres	
Autres	

Notes: _______________

Livre de bord de la migraine

Livre de bord de la migraine

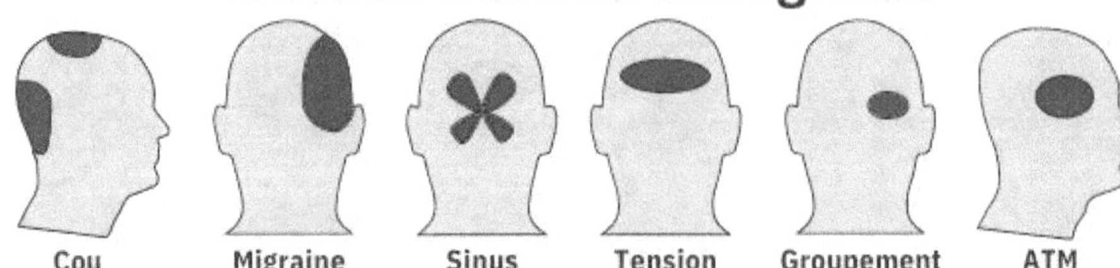

DATE: _______________   TEMPS [ ]: _______________ _______________

☐   ☐   ☐   ☐   ☐   ☐   🌡 _______

Sévérité de la douleur

1	2	3	4	5	6	7	8	9	10

Déclencheurs

☐ La faim	☐ Insomnie
☐ Lumières vives	☐ Maladie
☐ Café	☐ Fatigue
☐ Stress au travail	☐ Odeurs/ Parfums
☐ Strss à la maison	☐ Motion
☐ Repas sautés	☐ Fatigue des yeux
☐ Anxiété	☐ _______________

Mesures d'allègement

Médicament	
L'eau	
Sommeil	
Exercer	
Autres	
Autres	

Notes: _______________

Livre de bord de la migraine

Livre de bord de la migraine

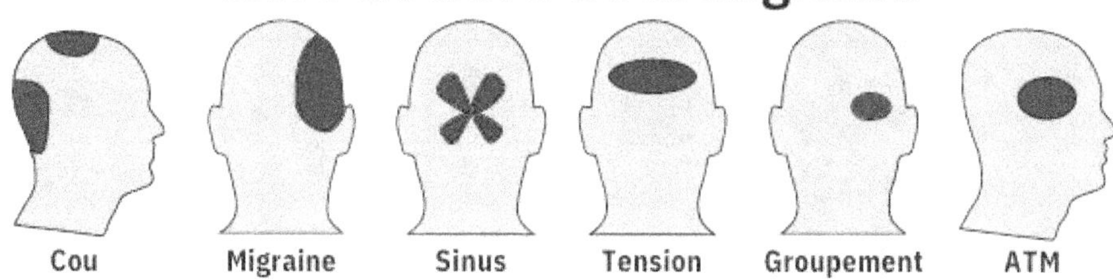

DATE: _____________   **TEMPS [ ]:** _____________

☐   ☐   ☐   ☐   ☐   ☐

Sévérité de la douleur

1	2	3	4	5	6	7	8	9	10

Déclencheurs

☐ La faim	☐ Insomnie
☐ Lumières vives	☐ Maladie
☐ Café	☐ Fatigue
☐ Stress au travail	☐ Odeurs/ Parfums
☐ Strss à la maison	☐ Motion
☐ Repas sautés	☐ Fatigue des yeux
☐ Anxiété	☐ _____________

Mesures d'allègement

Médicament	
L'eau	
Sommeil	
Exercer	
Autres	
Autres	

Notes:

Livre de bord de la migraine

Livre de bord de la migraine

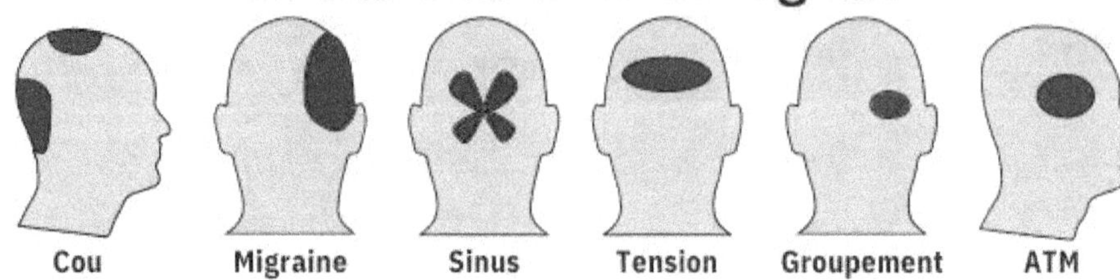

DATE: _______________   TEMPS [ ]: _______________

Sévérité de la douleur

1	2	3	4	5	6	7	8	9	10

Déclencheurs

- ☐ La faim
- ☐ Lumières vives
- ☐ Café
- ☐ Stress au travail
- ☐ Strss à la maison
- ☐ Repas sautés
- ☐ Anxiété

- ☐ Insomnie
- ☐ Maladie
- ☐ Fatigue
- ☐ Odeurs/ Parfums
- ☐ Motion
- ☐ Fatigue des yeux
- ☐ _______________

Mesures d'allègement

Médicament	
L'eau	
Sommeil	
Exercer	
Autres	
Autres	

Notes: _______________

Livre de bord de la migraine

Livre de bord de la migraine

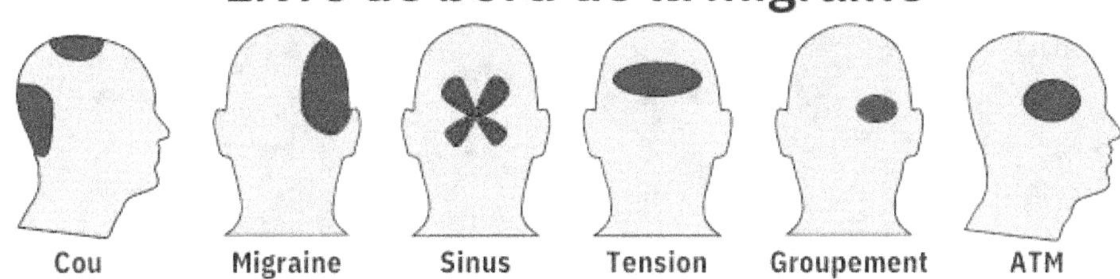

DATE: ______________________   TEMPS [ ]: ______________________

Sévérité de la douleur

1	2	3	4	5	6	7	8	9	10

Déclencheurs

☐ La faim   ☐ Insomnie

☐ Lumières vives   ☐ Maladie

☐ Café   ☐ Fatigue

☐ Stress au travail   ☐ Odeurs/ Parfums

☐ Strss à la maison   ☐ Motion

☐ Repas sautés   ☐ Fatigue des yeux

☐ Anxiété   ☐ ______________

Mesures d'allègement

Médicament	
L'eau	
Sommeil	
Exercer	
Autres	
Autres	

Notes:

Livre de bord de la migraine

Livre de bord de la migraine

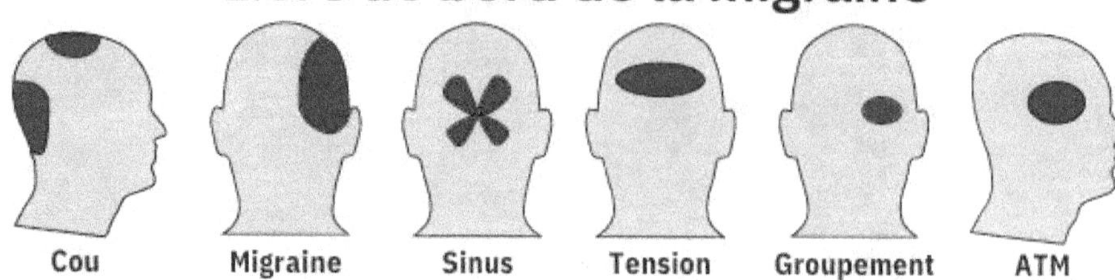

DATE: ___________________   TEMPS [ ]: ___________________ ___________________

☐   ☐   ☐   ☐   ☐   ☐

Sévérité de la douleur

1	2	3	4	5	6	7	8	9	10

Déclencheurs

☐ La faim   ☐ Insomnie

☐ Lumières vives   ☐ Maladie

☐ Café   ☐ Fatigue

☐ Stress au travail   ☐ Odeurs/ Parfums

☐ Strss à la maison   ☐ Motion

☐ Repas sautés   ☐ Fatigue des yeux

☐ Anxiété   ☐ ___________________

Mesures d'allègement

Médicament	
L'eau	
Sommeil	
Exercer	
Autres	
Autres	

Notes: ___________________

Livre de bord de la migraine

Livre de bord de la migraine

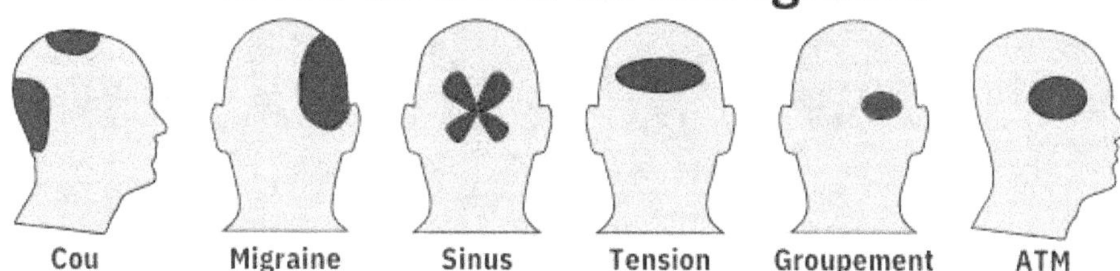

DATE: ___________________   **TEMPS [ ]:** ___________________

Sévérité de la douleur

1	2	3	4	5	6	7	8	9	10

Déclencheurs

- ☐ La faim
- ☐ Lumières vives
- ☐ Café
- ☐ Stress au travail
- ☐ Strss à la maison
- ☐ Repas sautés
- ☐ Anxiété

- ☐ Insomnie
- ☐ Maladie
- ☐ Fatigue
- ☐ Odeurs/ Parfums
- ☐ Motion
- ☐ Fatigue des yeux
- ☐ ___________________

Mesures d'allègement

Médicament	
L'eau	
Sommeil	
Exercer	
Autres	
Autres	

Notes:

Livre de bord de la migraine

Livre de bord de la migraine

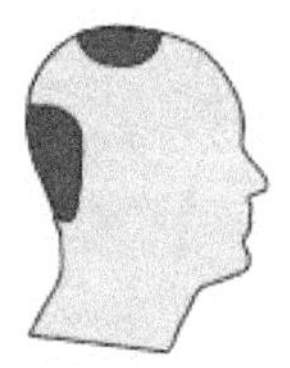 Cou
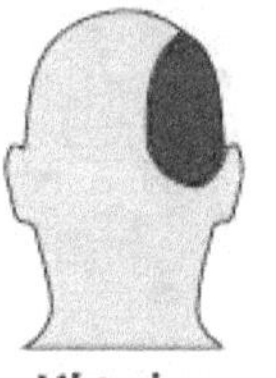 Migraine
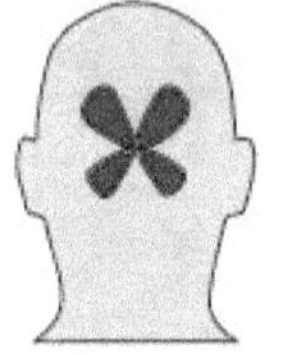 Sinus
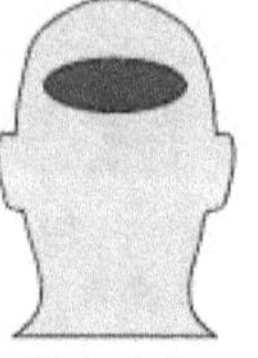 Tension
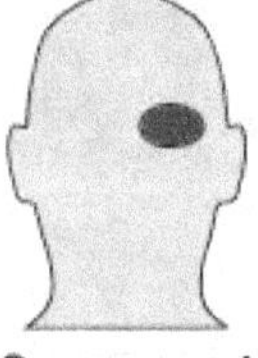 Groupement
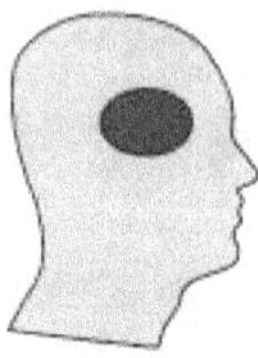 ATM

DATE: _______________   TEMPS [ ]: _______________

Sévérité de la douleur

1	2	3	4	5	6	7	8	9	10

Déclencheurs

- ☐ La faim
- ☐ Lumières vives
- ☐ Café
- ☐ Stress au travail
- ☐ Strss à la maison
- ☐ Repas sautés
- ☐ Anxiété
- ☐ Insomnie
- ☐ Maladie
- ☐ Fatigue
- ☐ Odeurs/ Parfums
- ☐ Motion
- ☐ Fatigue des yeux
- ☐ _______________

Mesures d'allègement

Médicament	
L'eau	
Sommeil	
Exercer	
Autres	
Autres	

Notes: _______________

Livre de bord de la migraine

Livre de bord de la migraine

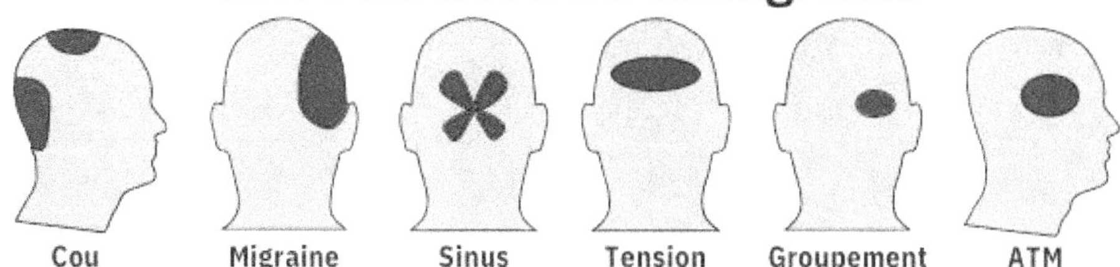

DATE: _____________   TEMPS [ ]: _____________

Sévérité de la douleur

1	2	3	4	5	6	7	8	9	10

Déclencheurs

☐ La faim ☐ Insomnie

☐ Lumières vives ☐ Maladie

☐ Café ☐ Fatigue

☐ Stress au travail ☐ Odeurs/ Parfums

☐ Strss à la maison ☐ Motion

☐ Repas sautés ☐ Fatigue des yeux

☐ Anxiété ☐ _____________

Mesures d'allègement

Médicament	
L'eau	
Sommeil	
Exercer	
Autres	
Autres	

Notes:

Livre de bord de la migraine

Livre de bord de la migraine

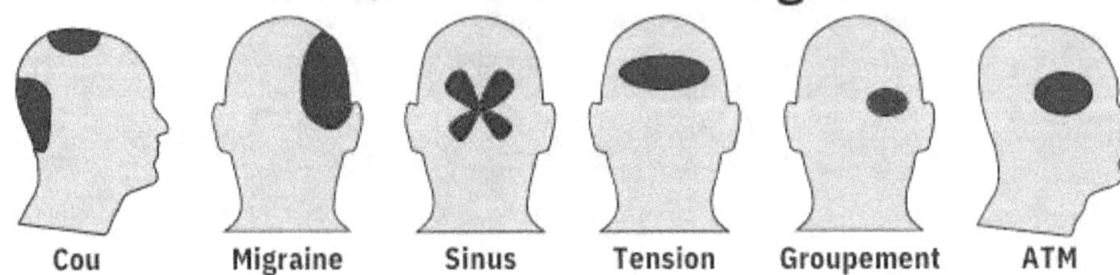

DATE: _________________   TEMPS [ ]: _________________   _____________

Sévérité de la douleur

1	2	3	4	5	6	7	8	9	10

Déclencheurs

☐ La faim	☐ Insomnie
☐ Lumières vives	☐ Maladie
☐ Café	☐ Fatigue
☐ Stress au travail	☐ Odeurs/ Parfums
☐ Strss à la maison	☐ Motion
☐ Repas sautés	☐ Fatigue des yeux
☐ Anxiété	☐ _______________

Mesures d'allègement

Médicament	
L'eau	
Sommeil	
Exercer	
Autres	
Autres	

Notes: _______________

Livre de bord de la migraine

Livre de bord de la migraine

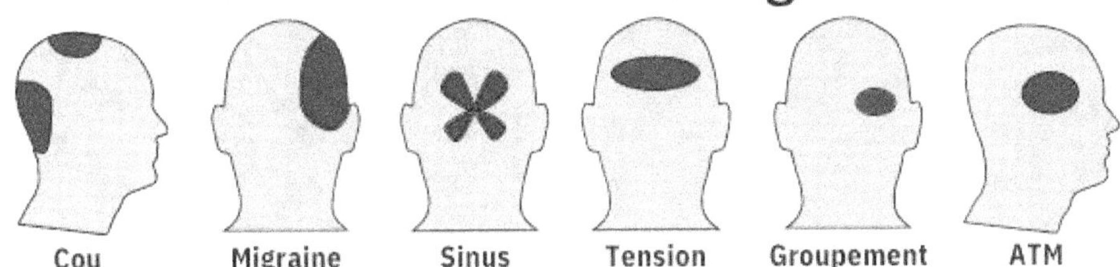

DATE: _______________   TEMPS [ ]: _______________

☐   ☐   ☐   ☐   ☐   ☐

Sévérité de la douleur

1	2	3	4	5	6	7	8	9	10

Déclencheurs

☐ La faim   ☐ Insomnie

☐ Lumières vives   ☐ Maladie

☐ Café   ☐ Fatigue

☐ Stress au travail ☐ Odeurs/ Parfums

☐ Strss à la maison ☐ Motion

☐ Repas sautés   ☐ Fatigue des yeux

☐ Anxiété   ☐ _______________

Mesures d'allègement

Médicament	
L'eau	
Sommeil	
Exercer	
Autres	
Autres	

Notes:

Livre de bord de la migraine

Livre de bord de la migraine

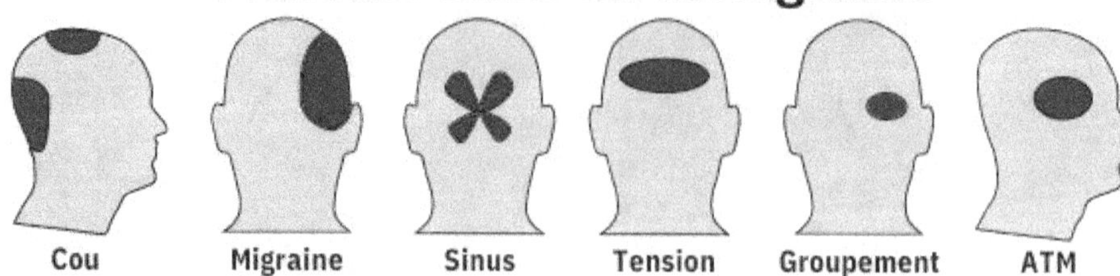

DATE: ___________   TEMPS [ ]: ___________ ___________

Sévérité de la douleur

1	2	3	4	5	6	7	8	9	10

Déclencheurs

- ☐ La faim
- ☐ Lumières vives
- ☐ Café
- ☐ Stress au travail
- ☐ Strss à la maison
- ☐ Repas sautés
- ☐ Anxiété

- ☐ Insomnie
- ☐ Maladie
- ☐ Fatigue
- ☐ Odeurs/ Parfums
- ☐ Motion
- ☐ Fatigue des yeux
- ☐ ___________

Mesures d'allègement

Médicament	
L'eau	
Sommeil	
Exercer	
Autres	
Autres	

Notes: ___________

Livre de bord de la migraine

Livre de bord de la migraine

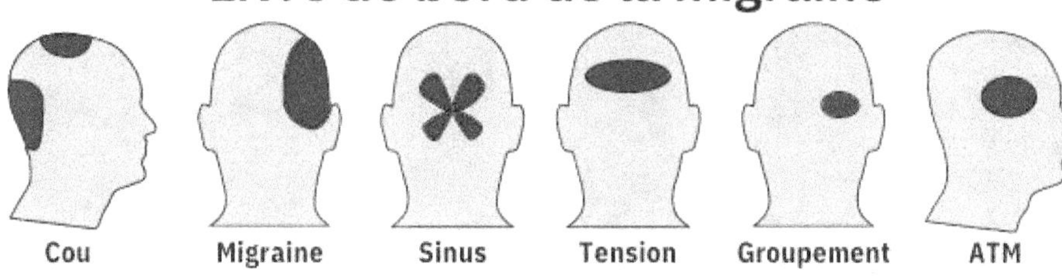

DATE: _______________   TEMPS [ ]: _______________

☐   ☐   ☐   ☐   ☐   ☐

Sévérité de la douleur

1	2	3	4	5	6	7	8	9	10

Déclencheurs

☐ La faim   ☐ Insomnie

☐ Lumières vives   ☐ Maladie

☐ Café   ☐ Fatigue

☐ Stress au travail   ☐ Odeurs/ Parfums

☐ Strss à la maison   ☐ Motion

☐ Repas sautés   ☐ Fatigue des yeux

☐ Anxiété   ☐ _______________

Mesures d'allègement

Médicament	
L'eau	
Sommeil	
Exercer	
Autres	
Autres	

Notes: _______________

Livre de bord de la migraine

Livre de bord de la migraine

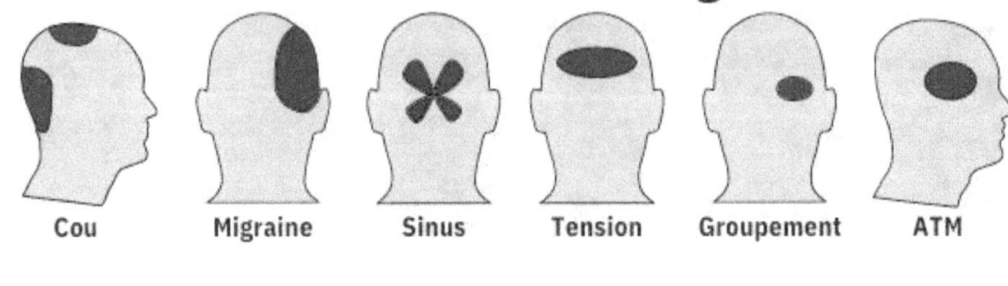

DATE: ___________________   TEMPS [ ]: ___________________

Sévérité de la douleur

1	2	3	4	5	6	7	8	9	10

Déclencheurs

- ☐ La faim
- ☐ Lumières vives
- ☐ Café
- ☐ Stress au travail
- ☐ Strss à la maison
- ☐ Repas sautés
- ☐ Anxiété

- ☐ Insomnie
- ☐ Maladie
- ☐ Fatigue
- ☐ Odeurs/ Parfums
- ☐ Motion
- ☐ Fatigue des yeux
- ☐ ___________________

Mesures d'allègement

Médicament	
L'eau	
Sommeil	
Exercer	
Autres	
Autres	

Notes: ___________________

Livre de bord de la migraine

Livre de bord de la migraine

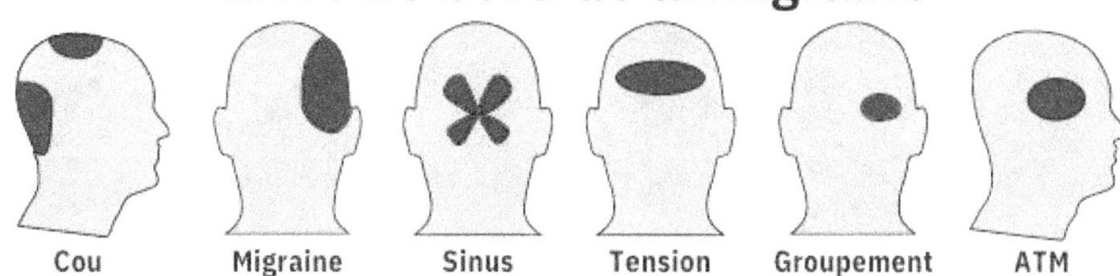

DATE: __________   TEMPS [ ]: __________

Sévérité de la douleur

1	2	3	4	5	6	7	8	9	10

Déclencheurs

- ☐ La faim
- ☐ Lumières vives
- ☐ Café
- ☐ Stress au travail
- ☐ Strss à la maison
- ☐ Repas sautés
- ☐ Anxiété

- ☐ Insomnie
- ☐ Maladie
- ☐ Fatigue
- ☐ Odeurs/ Parfums
- ☐ Motion
- ☐ Fatigue des yeux
- ☐ __________

Mesures d'allègement

Médicament	
L'eau	
Sommeil	
Exercer	
Autres	
Autres	

Notes: __________

Livre de bord de la migraine

Livre de bord de la migraine

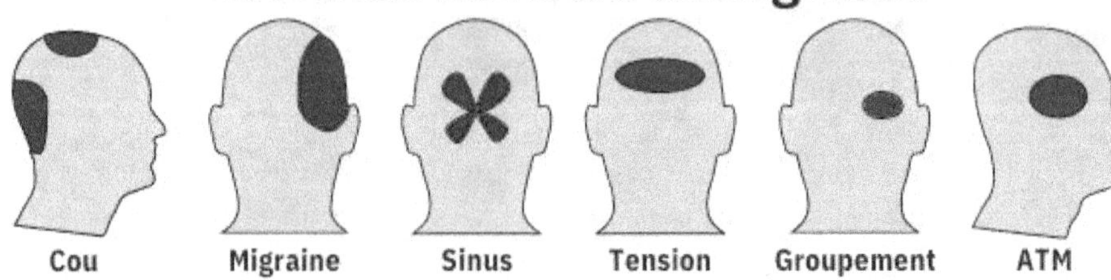

DATE: _______________ TEMPS [ ]: _________ _________

Sévérité de la douleur

1	2	3	4	5	6	7	8	9	10

Déclencheurs

☐ La faim   ☐ Insomnie

☐ Lumières vives   ☐ Maladie

☐ Café   ☐ Fatigue

☐ Stress au travail   ☐ Odeurs/ Parfums

☐ Strss à la maison   ☐ Motion

☐ Repas sautés   ☐ Fatigue des yeux

☐ Anxiété   ☐ ______________

Mesures d'allègement

Médicament	
L'eau	
Sommeil	
Exercer	
Autres	
Autres	

Notes: _______________

Livre de bord de la migraine

Livre de bord de la migraine

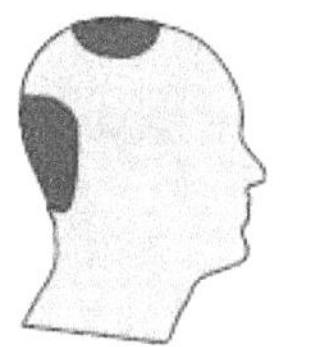

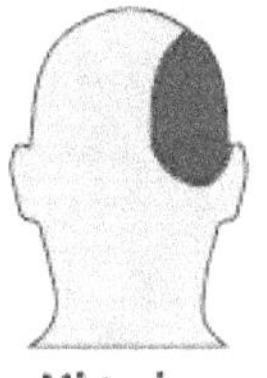

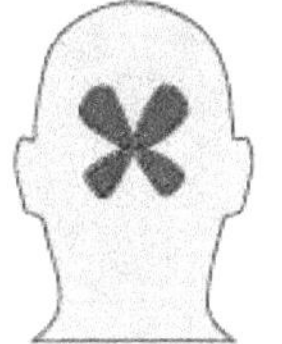

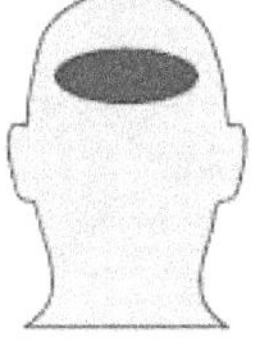

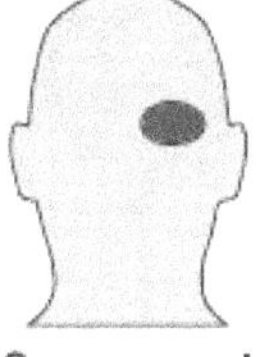

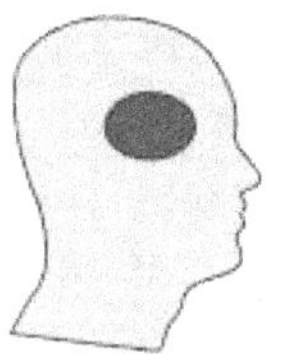

DATE: _____________   **TEMPS [ ]:** _____________

Sévérité de la douleur

1	2	3	4	5	6	7	8	9	10

Déclencheurs

- ☐ La faim
- ☐ Lumières vives
- ☐ Café
- ☐ Stress au travail
- ☐ Strss à la maison
- ☐ Repas sautés
- ☐ Anxiété

- ☐ Insomnie
- ☐ Maladie
- ☐ Fatigue
- ☐ Odeurs/ Parfums
- ☐ Motion
- ☐ Fatigue des yeux
- ☐ _____________

Mesures d'allègement

Médicament	
L'eau	
Sommeil	
Exercer	
Autres	
Autres	

Notes:

Livre de bord de la migraine

Livre de bord de la migraine

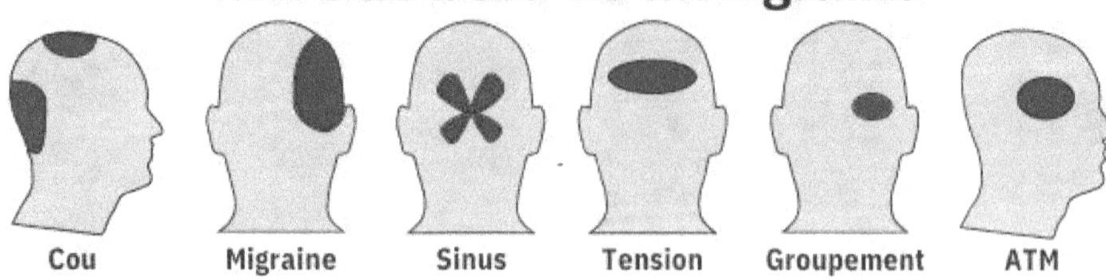

DATE: _________________   TEMPS [ ]: _________________

Sévérité de la douleur

1	2	3	4	5	6	7	8	9	10

Déclencheurs

☐ La faim   ☐ Insomnie

☐ Lumières vives   ☐ Maladie

☐ Café   ☐ Fatigue

☐ Stress au travail   ☐ Odeurs/ Parfums

☐ Strss à la maison   ☐ Motion

☐ Repas sautés   ☐ Fatigue des yeux

☐ Anxiété   ☐ _________________

Mesures d'allègement

Médicament	
L'eau	
Sommeil	
Exercer	
Autres	
Autres	

Notes: _________________

Livre de bord de la migraine

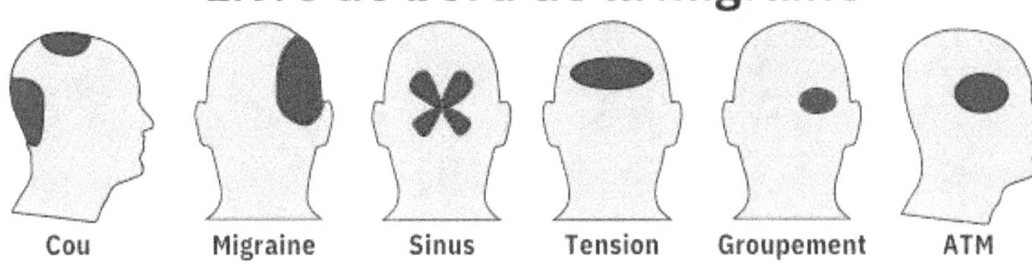

DATE: ______________________   TEMPS [ ]: ______________________

Sévérité de la douleur

1	2	3	4	5	6	7	8	9	10

Déclencheurs

- ☐ La faim
- ☐ Lumières vives
- ☐ Café
- ☐ Stress au travail
- ☐ Strss à la maison
- ☐ Repas sautés
- ☐ Anxiété

- ☐ Insomnie
- ☐ Maladie
- ☐ Fatigue
- ☐ Odeurs/ Parfums
- ☐ Motion
- ☐ Fatigue des yeux
- ☐ ______________

Mesures d'allègement

Médicament	
L'eau	
Sommeil	
Exercer	
Autres	
Autres	

Notes:

Livre de bord de la migraine

Livre de bord de la migraine

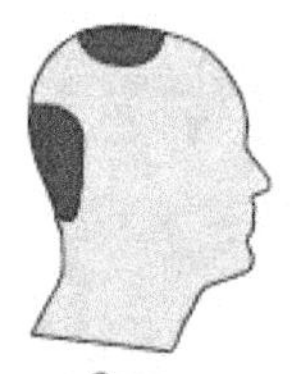 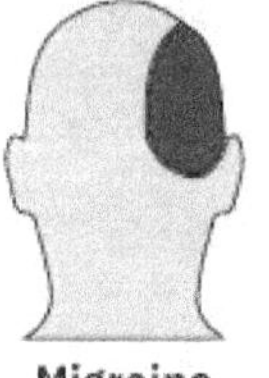 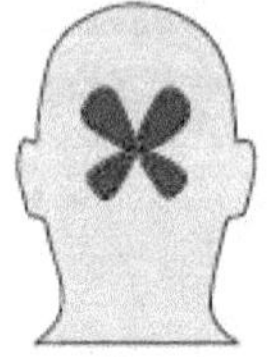 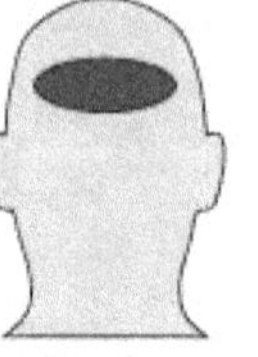 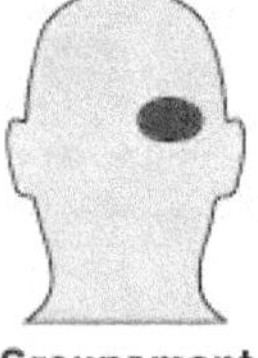 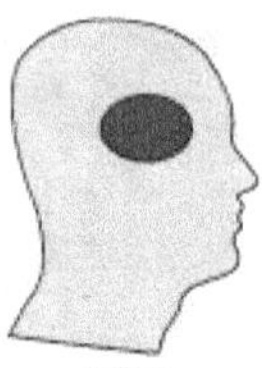

| Cou | Migraine | Sinus | Tension | Groupement | ATM |

DATE: _______________ **TEMPS [ ]:** _______________ _______________

☐ ☐ ☐ ☐ ☐ ☐

Sévérité de la douleur

| 1 | 2 | 3 | 4 | 5 | 6 | 7 | 8 | 9 | 10 |

Déclencheurs

☐ La faim ☐ Insomnie

☐ Lumières vives ☐ Maladie

☐ Café ☐ Fatigue

☐ Stress au travail ☐ Odeurs/ Parfums

☐ Strss à la maison ☐ Motion

☐ Repas sautés ☐ Fatigue des yeux

☐ Anxiété ☐ _______________

Mesures d'allègement

Médicament	
L'eau	
Sommeil	
Exercer	
Autres	
Autres	

Notes: _______________

Livre de bord de la migraine

Livre de bord de la migraine

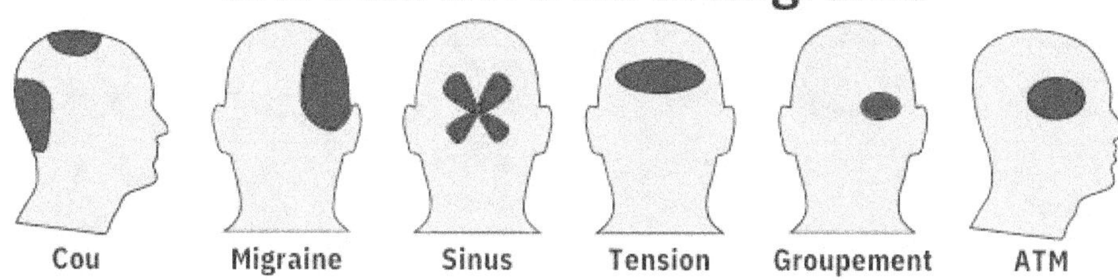

DATE: _______________   TEMPS [ ]: _______________

Sévérité de la douleur

1	2	3	4	5	6	7	8	9	10

Déclencheurs

☐ La faim	☐ Insomnie
☐ Lumières vives	☐ Maladie
☐ Café	☐ Fatigue
☐ Stress au travail	☐ Odeurs/ Parfums
☐ Strss à la maison	☐ Motion
☐ Repas sautés	☐ Fatigue des yeux
☐ Anxiété	☐ _______________

Mesures d'allègement

Médicament	
L'eau	
Sommeil	
Exercer	
Autres	
Autres	

Notes:

Livre de bord de la migraine

Livre de bord de la migraine

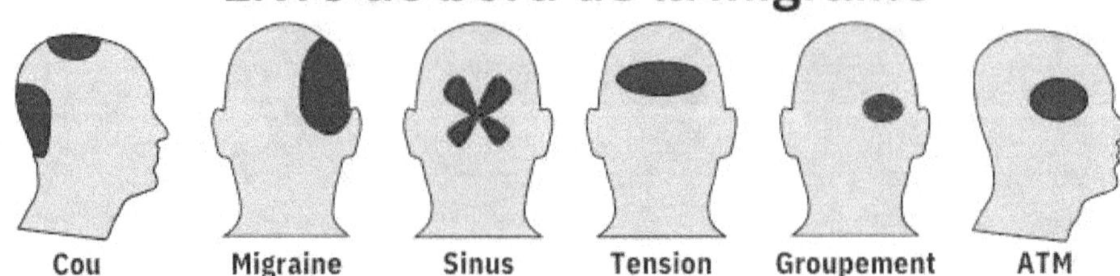

DATE: ___________________   **TEMPS [ ]:** ___________________ ___________________

Sévérité de la douleur

1	2	3	4	5	6	7	8	9	10

Déclencheurs

☐ La faim	☐ Insomnie
☐ Lumières vives	☐ Maladie
☐ Café	☐ Fatigue
☐ Stress au travail	☐ Odeurs/ Parfums
☐ Strss à la maison	☐ Motion
☐ Repas sautés	☐ Fatigue des yeux
☐ Anxiété	☐ ___________________

Mesures d'allègement

Médicament	
L'eau	
Sommeil	
Exercer	
Autres	
Autres	

Notes: ___________________

Livre de bord de la migraine
Livre de bord de la migraine

Livre de bord de la migraine

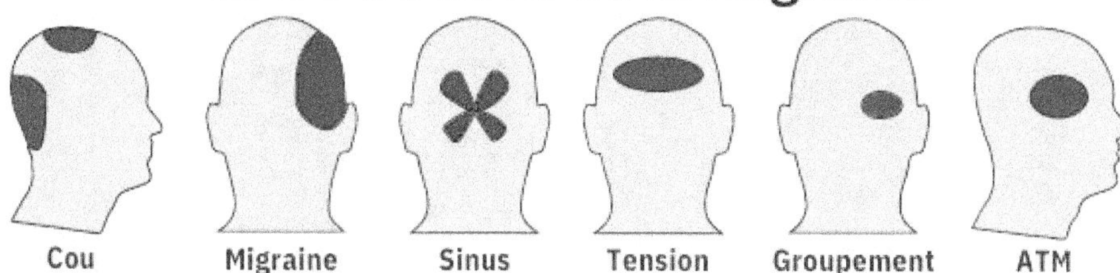

DATE: _______________   TEMPS [ ]: _______________

Sévérité de la douleur

1	2	3	4	5	6	7	8	9	10

Déclencheurs

☐ La faim   ☐ Insomnie

☐ Lumières vives   ☐ Maladie

☐ Café   ☐ Fatigue

☐ Stress au travail   ☐ Odeurs/ Parfums

☐ Strss à la maison   ☐ Motion

☐ Repas sautés   ☐ Fatigue des yeux

☐ Anxiété   ☐ _______________

Mesures d'allègement

Médicament	
L'eau	
Sommeil	
Exercer	
Autres	
Autres	

Notes:

Livre de bord de la migraine

www.ingramcontent.com/pod-product-compliance
Lightning Source LLC
LaVergne TN
LVHW041332200726

843509LV00009B/678